E. RAMÉ

LICENCIÉ EN DROIT
DOCTEUR EN MÉDECINE DE LA FACULTÉ
DE PARIS

ÉTUDE

AU POINT DE VUE MÉDICAL

DE LA

LOI DU 9 AVRIL 1898

Sur les Accidents du travail

PARIS

A. MALOINE, Éditeur

23-25, RUE DE L'ÉCOLE-DE-MÉDECINE

—

1901

A LA MÉMOIRE DE MON PÈRE ET DE MA MÈRE

A MA FEMME

Étude au point de vue médical

DE LA LOI DU 9 AVRIL 1898

SUR LES ACCIDENTS DU TRAVAIL

Sauvegarder les intérêts de l'ouvrier blessé, accomplir tout à la fois un acte d'humanité et de justice, tel est le but de la loi du 9 avril 1898.

Trop nombreux hélas ! sont et resteront les accidents du travail malgré les mesures préventives en apparence les plus efficaces.

Indépendamment des fautes possibles, des hasards malheureux, l'habitude de vivre au milieu des périls engendre l'insouciance et conduit même au mépris du danger.

En France plus de 2000 travailleurs succombent chaque année à la mine ou à l'usine, près de 100,000 sont victimes d'accidents qui motivent une indemnité (1).

Les chefs d'industrie ou les tribunaux, incompétents pour apprécier la gravité de la blessure, les suites immédiates ou éloignées de l'accident, ont recours au praticien pour les aider dans leur œuvre de légitime réparation.

(1) *Bulletin de l'Office du travail*, 1899, p. 432.

L'importance du rôle attribué au médecin par le législateur de 1898 nous a engagé à présenter le commentaire de notre nouvelle loi ouvrière au point de vue médical, si on peut ainsi parler, c'est-à-dire, en laissant de côté, autant que possible, les considérations économiques ou juridiques pour mettre en relief tout ce qui intéresse spécialement le praticien.

Un coup d'œil rapide étant jeté sur la situation de l'ouvrier blessé avant 1898, nous énoncerons, en quelques mots, la théorie du risque professionnel, principe de la loi nouvelle.

Ensuite pénétrant au cœur de notre sujet nous nous demanderons :

Ce qu'il faut entendre par accidents et quels accidents tombent sous l'application de la loi de 1898 ;

Ce qu'on va faire de l'ouvrier blessé ;

Qui doit demander le médecin ;

Quand doit-on le demander ;

Quel médecin peut délivrer le certificat prévu par l'article 11 de notre loi.

Ce certificat lui-même est d'un trop grand intérêt pour que nous ne consacrions pas à son étude quelques développements.

Nous serons très brefs, au contraire, sur le traitement du blessé, les complications du traumatisme, la responsabilité possible du médecin, les simulations.

Après avoir expliqué ce que la loi de 1898 entend par consolidation de la blessure, nous résumerons une question, très étudiée déjà. celle des honoraires du médecin et des rapports de celui-ci avec les compagnies d'assurances-accidents.

Enfin, pour être complet, nous signalerons la possibilité d'une demande en revision de l'indemnité et l'expertise médicale qui en est la conséquence.

Peut-être nous reprochera-t-on les quelques aperçus juridiques introduits au début de cette étude. Il nous a cependant semblé qu'il n'était pas tout à fait superflu d'indiquer au médecin, la raison d'être, la genèse d'une loi à l'exécution de laquelle il peut être appelé chaque jour à concourir. Dans la petite discussion historique qui ouvre cette thèse de jurisprudence médicale, nous nous sommes d'ailleurs efforcé de maintenir toujours la question sur un terrain accessible au confrère le moins familiarisé avec la science du droit.

Avant d'entrer en matière , qu'il nous soit permis d'exprimer nos remerciements à tous nos anciens maîtres de Rennes.

Nous sommes particulièrement redevables au savant directeur de l'Ecole, M. le docteur Perrin de la Touche, c'est lui qui nous inspira le sujet de notre travail, sa grande expérience, souvent mise à contribution, facilita notre tâche.

M. le docteur Bertheux a été notre maître pendant trois années. Ce que nous savons aujourd'hui c'est surtout à son enseignement que nous le devons. Le temps passé à ses Cliniques fut le meilleur de notre vie d'étudiant, ses conseils laissent dans notre esprit et dans notre cœur d'ineffaçables souvenirs.

M. le professeur Brouardel, doyen de la Faculté de médecine de Paris, nous a fait l'honneur immérité d'accepter la présidence de notre thèse, qu'il daigne agréer ici l'hommage de notre profonde gratitude.

CHAPITRE PREMIER

Situation de l'ouvrier blessé avant 1898. — Loi nouvelle. — Simple énoncé de la théorie du risque professionnel.

Le Code civil est la base de notre droit commun, les articles de cette œuvre immortelle contiennent les solutions de toutes les difficultés, de toutes les contestations, qui n'ont pas fait depuis le commencement du xix⁰ siècle l'objet d'une loi spéciale.

C'est donc au Code civil, qu'il fallait, jusqu'en 1898, se référer pour établir les responsabilités encourues à la suite d'un accident du travail.

Mais le législateur de 1804 n'avait pas entrevu le prodigieux développement de notre industrie moderne.

Il est banal de rappeler qu'il y a cent ans les applicacations actuelles de la vapeur, de l'électricité ne pouvaient même pas être soupçonnées.

A ce moment l'industrie, presqu'exclusivement manuelle, faisait courir peu de risques au travailleur. Le chef d'entreprise n'avait sous sa direction qu'un personnel restreint, connu, peu mobile. Arrivait-il malheur à un de ses ouvriers, nous allions dire de ses compagnons, vite le patron dépêchait auprès de la victime le *medicus familiaris* et le blessé était traité comme un enfant de la maison.

Le machinisme a changé tout cela. Aujourd'hui existent de grandes compagnies, employant des centaines d'ouvriers ; ces hommes, suivant les besoins, passent d'une usine à l'autre, risquent sans cesse leur vie, s'agitant à la merci du hasard au milieu d'un outillage formidable. La grande industrie est nécessairement impersonnelle et égoïste.

Après une telle transformation dans nos moyens de produire, que pouvait-on raisonnablement attendre du Code civil au point de vue législation ouvrière ? Les tribunaux étaient réduits à appliquer le fameux principe général : « tout fait quelconque de l'homme qui cause à autrui un dommage oblige celui par la faute duquel il est arrivé à le réparer (1) », principe dont les conséquences ne laissent pas que d'être rigoureuses, témoin cet arrêt de la Cour de Metz, 1864 :

Un ouvrier en transportant des masses de fer en ignition avait reçu au visage une parcelle de métal qui lui avait crevé l'œil, les juges lui refusèrent toute réparation :

Attendu, dit l'arrêt, que les manœuvres de l'ouvrier puddleur présentent évidemment des dangers, mais qu'il ne suffit pas qu'un travail soit dangereux par sa nature et impose à ceux qui l'exécutent des chances plus ou moins grandes d'accidents pour

(1) Art. 1382, Cod. Civ.

que ces accidents soient mis à la charge des chefs d'établissements... que les ouvriers qui se livrent à des travaux dangereux, moyennant un salaire proportionné sans doute aux chances qu'il vont courir, acceptent à leur risque les conséquences naturelles d'une telle situation (1).

Ainsi, le malheureux blessé était obligé ou d'avoir recours à la charité publique, ou de dépenser en frais médicaux et pharmaceutiques ses faibles économies.

Pour ceux que n'effrayaient pas d'interminables procédures, la faute du patron était très difficile à établir, souvent même la preuve exigée par l'art. 1382 était en fait impossible.

La statistique ne nous enseigne-t-elle pas que sur 100 accidents ;

25 peuvent être attribués à la faute de l'ouvrier,

20 à la faute du patron,

8 à la faute combinée du patron et de l'ouvrier,

47 à des cas fortuits ou de force majeure ou à des causes indéterminées (2).

Mais, à mesure que la grande industrie se développe, la jurisprudence tend à se faire moins rigoureuse pour l'ouvrier, remédiant ainsi à l'insuffisance de la loi.

Les tribunaux mettent à la charge du patron, non seulement les accidents résultant de sa faute, mais les accidents que sa surveillance ou sa prévoyance aurait pu empêcher : « chacun est responsable du dommage qu'il a

(1) Cour de Metz 1864. DALLOZ. *Jurisp. générale*. Ouvriers n° 108.
(2) Circulaire du garde des Sceaux du 10 juin 1899.

causé non seulement par son fait, mais encore par sa négligence ou son imprudence (1). »

Aussi, pour diminuer leur responsabilité grandissante, beaucoup de chefs d'entreprise prennent-ils le parti soit de créer pour leurs ouvriers des caisses de secours, soit de les affilier à des sociétés d'assurances mutuelles ou à primes fixes. Ces institutions de prévoyance accordent aux victimes, outre les soins médicaux et pharmaceutiques, des secours temporaires et même une rente en cas d'incapacité permanente.

Le législateur encourage cette disposition des patrons et organise même le 11 juillet 1868 une Caisse nationale d'assurances, laquelle avait, entre autres graves défauts, celui de ne pas garantir les incapacités temporaires.

Plus tard se fait jour une excellente idée, celle de prévenir les accidents du travail. Dans ce but sont édifiées la loi du 2 novembre 1892 sur le travail des femmes et des enfants et la loi du 12 juin 1893 sur l'hygiène et la sécurité des ateliers.

Ces améliorations successives ne faisaient que mieux ressortir les défauts de la législation fondamentale.

Comme le dit très bien le président Sachet : « l'asser-
« vissement par la science des forces de la nature a donné
« à l'industrie un tel essor et lui a permis tout à coup de
« faire appel à l'effort de telles masses, que nos lois, faites
« en vue des rapports d'individu à individu, se sont trou-
« vées déformées lorsqu'on a voulu les appliquer aux rap-
« ports des grandes collectivités entre elles. Le législateur

(1) Art. 1383, Cod. Civ.

— 13 —

« comme l'industriel se voit dans la nécessité de renouve-
« ler son outillage. Il faut que les lois suivent les progrès
« de l'industrie, comme l'industrie profite des découvertes
« de la science (1) .»

Cette nécessité de renouveler de fond en comble la vieille
législation ouvrière n'était point du reste spéciale à la
France, elle se faisait sentir universellement. L'Allemagne
donna l'exemple. On attribue au prince de Bismarck le
mérite d'avoir le premier étudié la question.

En faisant voter le 6 juillet 1884 la loi sur le risque professionnel et l'assurance obligatoire, le chancelier de fer
espérait enlever au travailleur les raisons de se plaindre et
surtout arrêter le mouvement des classes ouvrières vers le
socialisme (2).

L'impulsion une fois donnée, les ouvriers de tous les
pays réclament une législation analogue à celle de l'Allemagne, et, nous voyons en vingt ans se répandre en
Europe et gagner même l'Amérique, cette idée nouvelle
du risque professionnel.

La loi sur les accidents du travail est successivement
votée en Autriche (1887), en Norvège (1894), en Angleter-
terre (1897), en Danemark (1898), en Italie (1898), en
France (1898), en Suisse, en Espagne (1900. — Aux Etats-
Unis l'Alabama avait dès 1886 admis, en cas d'accident, la
responsabilité du patron (3).

(1) SACHET. — *Traité théorique et pratique de la législation sur
les accidents de travail*, 1900 ; n° 1, *in fine*.
(2) ESMEIN. — *Annuaire de législation étrangère*, 1884,
p. 119.
(3) LEVASSEUR. — *L'ouvrier américain*, 1898, t. I, p. 148.

En France les principes du Code civil n'ont été abandonnés qu'à regret et après de fort longues tergiversations ; la discussion des projets de loi, car il y en a eu plusieurs, a duré dix-huit ans.

Notre législateur avait d'abord songé à substituer à la responsabilité délictuelle du patron l'idée de responsabilité contractuelle. C'est le système du renversement de la preuve qui a fonctionné en Suisse pendant vingt ans et que la Belgique est sur le point d'abandonner. Il est basé non plus sur l'idée de faute mais sur l'idée de contrat de louage ; le chef d'entreprise, en acceptant un ouvrier, s'engagerait tacitement à veiller à sa sécurité et à le rendre sain et sauf à la sortie des ateliers « comme le voiturier est tenu de remettre intact à destination le colis confié à ses soins (1) ». Au cas d'accident, le patron qui ne croirait avoir encouru aucune responsabilité, devrait prouver la faute de l'ouvrier (2).

Cet expédient fut repoussé. M. Félix Faure, alors député, qui par sa grande compétence en matière industrielle exerçait sur ses collègues une influence considérable, se fit le défenseur de la théorie du risque professionnel (3). Voici comment il en exposait le principe le 9 mars 1883 à la tribune de la Chambre : « Toute exploitation au « service de laquelle un accident se produit doit suppor- « ter les conséquences de cet accident. De même qu'une « exploitation supporte l'usure et la destruction de son

(1) Sachet. — *Op. cit.*, n° 11.
(2) Art. 1731 et suiv. Cod civ.
(3) Le Normant de Kergré. — *Thèse de doctorat en droit*, Rennes, 1899, p. 28.

« matériel, l'amortissement de son outillage, de même
« qu'elle supporte les risques d'incendie, de responsabilité
« civile et tant d'autres, de même une exploitation doit
« supporter les conséquences des accidents qui survien-
« nent à son personnel ouvrier. Cette responsabilité est
« une des chances malheureuses de l'entreprise. »

Ainsi, comme base de la responsabilité patronale, il n'y
a plus de faute, plus de contrat, mais seulement une
entreprise avec ses chances bonnes et mauvaises, les
bonnes augmenteront le gain de l'industriel, il paiera les
mauvaises sur ses frais généraux.

Tel est le principe de la loi de 1898.

Le patron répond dès lors de tous les accidents qui
arrivent dans son exploitation, qu'ils soient dus au cas
fortuit, à une cause inconnue, à sa propre faute ou à la
faute de l'ouvrier. Les accidents résultant d'une force
majeure ou du dol du salarié sont seuls exceptés.

La mise au compte du chef d'entreprise de la faute
lourde de l'ouvrier n'a cependant point été admise dans
tous les pays. M. Bérenger, dont l'opinion n'a malheu-
reusement pas prévalu, disait au Sénat le 14 mars 1889 :
« Lorsqu'un ouvrier aura par son fait amené un accident
« qui aura peut-être produit des dégâts matériels consi-
« dérables, blessé ou tué plusieurs de ses camarades et par
« là même obligé le patron à leur verser des indemnités,
« faudra-t-il encore que celui-ci soit tenu de verser une
« indemnité à celui qui lui a causé tout ce dommage ? »

En Angleterre, la faute lourde de l'ouvrier lui enlève
tout droit à une réparation ; lors de la discussion de la
loi M. Chamberlain qualifiait de monstrueuse la prétention

d'indemniser un ouvrier en faute qui souvent a fait d'autres victimes avec lui (1).

En Amérique l'ouvrier répond également de sa faute et même dans des limites beaucoup plus étendues. La loi lui refuse l'indemnité s'il est blessé alors qu'il travaillait dans des circonstances défectueuses et que ces circonstances étaient connues de lui ; si le blessé est un enfant, le père, qui a autorisé le travail dangereux, est partiellement responsable (2).

Combien ces solutions sont plus en rapport que celle de notre loi avec la dignité de l'ouvrier !

Enfin au point de vue pratique, il semble démontré que le nombre des accidents augmente dans des proportions considérables quand le principal intéressé, c'est-à-dire l'ouvrier, se sent déchargé de toute responsabilité, le patron, garanti par son assurance, prend souvent lui-même moins de précautions. En Allemagne depuis dix ans le nombre des accidents du travail a augmenté de 60 %.

(1) HUBERT-VALLEROUX. — *Annuaire de législation étrangère*, 1898, p. 20.
(2) LEVASSEUR. — *Op. cit.*, t. I, chap. III, p. 145.

CHAPITRE II

L'accident en général. — L'accident du travail.

« L'accident, dit M. Marestaing, est une atteinte au corps humain provenant de l'action soudaine et violente d'une cause extérieure. »

Cette définition était approuvée antérieurement à la loi de 1898 par les compagnies d'assurances, elle est reproduite par le président Sachet dans son excellent « Traité théorique et pratique de la législation sur les accidents du travail ».

Il va sans dire qu'un autre caractère essentiel de l'accident est d'être involontaire.

La circulaire ministérielle adressée aux procureurs généraux et datée du 10 juin 1899 ne mentionne pas l'idée de violence et fait de l'accident « une lésion corporelle provenant de l'action soudaine d'une cause extérieure ».

Nous préférons la seconde formule qui semble moins restrictive. Expliquons notre pensée par un exemple :

Le 24 février dernier neuf vieillards, hospitalisés à

Noisy-le-Sec, furent trouvés le matin asphyxiés dans leur dortoir, tous reposaient calmes dans leur lit, la veille ils s'étaient endormis bien portants, sept d'entre eux ne se sont jamais réveillés. Nul doute que l'intoxication involontaire par l'oxyde de carbone ne soit un accident et cependant, dans le cas auquel nous faisons allusion, on ne retrouve guère la cause violente exigée dans la définition de M. Marestaing.

Après avoir dit ce qu'est l'accident en général, essayons de déterminer quels accidents tombent sous l'application de la loi de 1898.

L'article 1er nous dit : « Les accidents survenus *par « le fait du travail ou à l'occasion du travail* aux « ouvriers et employés occupés dans l'industrie du bâti- « ment, les usines, manufactures, chantiers, les entre- « prises de transport par terre et par eau, de chargement et « de déchargement, les magasins publics, mines, minières, « carrières et en outre dans toute exploitation ou partie « d'exploitation dans laquelle sont fabriquées ou mises en « œuvre des matières explosives, ou dans laquelle il est « fait usage d'une machine mue par une force autre que « celle de l'homme ou des animaux, donnent droit au pro- « fit de la victime ou de ses représentants à une indem- « nité à la charge du chef d'entreprise, à la condition que « l'interruption de travail ait duré plus de quatre jours. « Les ouvriers qui travaillent seuls d'ordinaire ne pour- « ront être assujettis à la présente loi par le fait de la col- « laboration accidentelle d'un ou plusieurs de leurs cama- « rades. »

Ainsi pour caractériser l'accident du travail deux éléments doivent être pris en considération.

1° La qualité de la victime ;

2° Les circonstances dans lesquelles elle est frappée.

En ce qui concerne la détermination des personnes appelées par leur profession à bénéficier de la loi de 1898, la rédaction de l'article 1er prête à double entente, elle est de l'avis de tous défectueuse.

La circulaire interprétative du Ministre de la Justice en date du 10 juin 1899 présentait l'énumération de l'article 1er comme limitative; deux mois après, une autre circulaire, celle-ci du Ministre du Commerce et de l'Industrie, enseignait au contraire que la même énumération est simplement énonciative.

La controverse a une importance pratique considérable, le mot atelier, qui éveille l'idée de petite industrie, ne figurant pas dans le texte de notre loi. Il en résulte qu'à l'heure actuelle, « la plupart des petits patrons de France « se demandent avec inquiétude si la nouvelle loi sur les « accidents leur est applicable et sur quelles bases ils doi- « vent contracter leurs assurances. » (1).

Dans le silence de la loi chaque tribunal est libre d'interpréter le texte à sa façon ce qui augmente encore les difficultés.

Pour nous la loi de 1898 s'applique à la petite comme à la grande industrie, mais elle ne s'applique pas au commerce. Qu'est-ce qui distingue le commerce de l'industrie? c'est que l'industrie *transforme* tandis que le commerce

(1) SACHET. — *Op. cit*, n° 86.

« livre au consommateur les objets rendus aptes à son usage par l'industrie ».

Les différentes industries sont (1):

L'industrie extractive ou minière ;

L'industrie manufacturière ou de production ;

L'industrie du bâtiment ;

L'industrie des transports, tout à fait spéciale, « qui seconde l'action de toutes les autres en supprimant les inconvénients résultant de la distance » ;

Enfin l'industrie agricole. Dans cette dernière la théorie du risque professionnel est appliquée seulement aux accidents occasionnés par l'emploi de machines agricoles mues par des moteurs inanimés (2), restriction critiquable et qui aboutit à des conséquences iniques.

Un ouvrier attaché à une batteuse à vapeur a l'extrémité de la phalangette contusionnée par l'engrenage, il bénéficie de la loi nouvelle ; dans l'exploitation voisine un autre ouvrier a le bras complètement broyé par une batteuse actionnée par des chevaux, la plaie s'infecte et il meurt, le patron n'est pas responsable au sens de la loi de 1899, la veuve de l'ouvrier tué sera obligée de soutenir un procès à ses frais, procès qu'elle perdra si elle ne peut arriver à prouver la faute ou tout au moins la négligence du fermier.

Les compagnies d'assurances, qui ont une grande expérience de ces questions, admettent pourtant que le travail

(1) SACHET. — *Op. cit.*, n° 83.

(2) Loi du 30 juin 1899, concernant les accidents causés dans les exploitations agricoles par l'emploi des machines mues par des moteurs inanimés.

effectué en utilisant la force des animaux est au moins aussi dangereux que le travail accompli en se servant d'une machine actionnée par une force élémentaire, d'après leurs tarifs un des métiers les plus périlleux serait celui du charretier conduisant plusieurs chevaux (1).

Avant de quitter cette question controversée des catégories de personnes appelées, en cas d'accidents, à bénéficier de la loi de 1898, disons que la difficulté est destinée à recevoir une solution, M. Mirman a en effet déposé le 1er mars 1900 un projet de loi qui tend à conférer au Conseil d'Etat le droit de fixer sans appel la liste des industries assujetties.

Le médecin aura intérêt à consulter cette liste parce qu'en principe il ne saurait lui être indifférent d'accepter ou de refuser la clientèle des blessés industriels, les soins donnés à cette clientèle, étant, comme nous le verrons plus loin, rémunérés par des honoraires exceptionnellement modiques.

Pour achever de caractériser l'accident industriel il nous reste à expliquer ce que l'article 1er entend par ces mots « *accidents survenus par le fait du travail ou à l'occasion du travail.* »

D'après la circulaire de M. le Garde des Sceaux en date du 10 juin 1899, cette expression désigne « toute lésion ayant une cause inhérente au travail ou s'y rattachant par un lien plus ou moins étroit ». Cette condition étant remplie il importe peu que l'accident se produise hors de l'établissement et même en dehors des heures de travail.

(1) KELLER. — Rapport au Congrès des accidents du travail de 1889.

Un contremaitre empêche un ouvrier ivre de travailler, violente dispute, l'ouvrier éconduit jure de se venger ; quelques jours après il rencontre le contremaitre seul dans la rue et lui donne un mauvais coup ; le contremaitre blessé est victime d'un accident du travail (1).

M. le professeur Brouardel a signalé des cas très particuliers d'intoxication sulfhydrique, offrant le plus haut intérêt tant au point de vue de la médecine légale que de la loi du 9 avril 1898. Les deux observations suivantes empruntées à son savant ouvrage : *Asphyxies par les gaz, les vapeurs et les anesthésiques*, se rapportent bien à des accidents professionnels malgré que les manifestations morbides se soient produites plusieurs heures seulement après cessation complète du travail (2).

Rue de Grenelle un ouvrier était occupé au rachèvement d'une fosse, il tombe, il est immédiatement remonté au moyen de sa bricole. Rappelé à la vie il allume tranquillement sa pipe, reste quelques instants assis dans la cour de la maison puis monte sur la voiture de vidanges et rentre chez lui. Il mange puis se couche sans se préoccuper autrement de son accident. Au bout d'une demi-heure il se réveille en proie à un accès de suffocation épouvantable et il succombe deux heures après, présentant tous les signes du catarrhe suffocant, noyé dans la spume bronchique.

Le deuxième fait se passe quinze jours plus tard. Dans le même quartier, près du Gros Caillou, les vidangeurs sont occupés à vider une fosse où des tinettes mobiles avaient débordé.

(1) Exemple tiré de la jurisprudence allemande et rapporté par M. Sachet, *op. cit.*, n° 232.

(2) Brouardel. — *Les asphyxies par les gaz, les vapeurs et les anesthésiques.* 1896 p. 138.

Un ouvrier est frappé du plomb, on le retire, il revient à lui, allume sa pipe, rentre chez lui, toujours sur le fourgon, mange, se couche et meurt au bout de six heures avec tous les symptômes du catarrhe suffocant.

L'ouvrier qui se blesse en allant à son travail ou en rentrant à la maison ne bénéficie pas de la loi nouvelle (1).

De même n'est pas régi par la loi du 9 avril 1898 l'accident survenu sur le lieu du travail mais qui n'a pas pour conséquence directe le travail de l'ouvrier.

Un jeune apprenti quitte un instant son poste pour aller demander à un camarade une feuille de papier à cigarettes, en revenant prendre sa place il passe dans un étroit espace séparant deux tours et a le bras pris dans un engrenage ; le Tribunal civil de Laon a déclaré qu'il n'y avait pas là accident du travail (2).

Seul l'accident professionnel, c'est-à-dire l'accident survenu à l'ouvrier dans l'exercice de son travail habituel, créé le droit à une indemnité.

Un ouvrier carrier est chargé le 22 juillet 1899 par son patron, le directeur des carrières de marbre de Saint-Béat, de faire partir, au moment où le général Galliéni faisait son entrée dans Saint-Gaudens, sa ville natale, des bombes placées à 60 mètres de l'usine, dans une tranchée servant de chemin pour le transport des blocs de marbre ; la mèche d'une des bombes ne fumant plus, l'ouvrier pensa qu'elle s'était éteinte et s'approcha pour la rallumer, à ce moment l'explosion se produisit lui faisant des blessures d'une extrême gravité. Le

(1) Trib. civ. de Versailles, 25 janv. 1900. Trib. civ. de Laval 29 juin 1900.
(2) Trib. civ. de Laon, 12 mars 1900.

Tribunal de Saint-Gaudens a décidé qu'il n'y avait pas lieu d'appliquer la loi de 1898 (1).

Inutile de multiplier ces exemples que nous donnons seulement pour faire comprendre l'esprit de la loi.

Une question plus intéressante pour le médecin est celle qui a trait aux maladies professionnelles : accidents saturnins, nécrose phosphorée, etc.

La loi de 1898 ne met de ce fait aucune responsabilité à la charge du patron, plusieurs amendements dont le but était de faire rentrer les maladies en question dans le risque professionnel ont été successivement repoussés. A la séance de la Chambre du 3 juin 1893, MM. Guieysse et Armand Desprez ont fait remarquer « qu'à la différence « de l'accident, la maladie professionnelle est la consé- « quence d'une cause à laquelle l'ouvrier est exposé « d'une façon continue, qui constitue pour ainsi dire un « risque certain et que d'ailleurs pour être frappé de la « maladie il fallait une prédisposition. »

Nous avouons ne pas bien comprendre la valeur de cette objection ; si les ouvriers de quelques industries sont exposés à un risque certain, il nous semble qu'ils devraient être les premiers à bénéficier de la théorie du risque professionnel (2).

Le 28 novembre 1900, le Comité consultatif des Assurances contre les accidents du travail, saisi par le Ministre d'une communication tendant à l'interprétation de l'ar-

(1) Trib. civ. de Saint-Gaudens, 12 mars 1900.

(2) A Paris seulement les ouvriers exposés aux dangers de l'intoxication par le plomb sont au nombre de plus de 30.000. *Bulletin de l'Office du travail*, 1899, p. 1004.)

ticle 1ᵉʳ de la loi du 9 avril 1898 en ce qui concerne la question de savoir si la colique de plomb peut être considérée comme un accident du travail, a été d'avis que la loi susvisée n'était pas plus applicable aux coliques de plomb qu'à toutes les autres maladies professionnelles.

Une seule puissance, la Suisse, admet le droit à l'indemnité en cas de maladies professionnelles. Nous puisons dans l'ouvrage de M. Sachet le renseignement qui va suivre et que nous jugeons intéressant pour l'hygiéniste (1).

« Aux termes de la loi du 23 mars 1877 et de celle du 25 janvier 1881, le propriétaire d'une fabrique est responsable des lésions de toute nature occasionnées à un ouvrier, par l'exploitation de sa fabrique, à moins qu'il ne prouve que l'accident a sa cause dans une force majeure ou dans la faute de la victime.

« Les lésions, telles que l'entendent ces lois, comprennent non seulement les blessures résultant d'un accident, mais encore certaines maladies graves engendrées par l'exercice de plusieurs industries qu'un arrêté du Conseil Fédéral en date du 19 décembre 1887 a spécialement désignées. Ces industries sont celles dans lesquelles on emploie ou produit les substances suivantes : 1° plomb, ses combinaisons et alliages ; 2° mercure et ses combinaisons ; 3° arsenic et ses combinaisons ; 4° phosphore ; 5° gaz irrespirables ; 6° gaz vénéneux ; 7° cyanogène et ses combinaisons ; 8° benzine ; 9° aniline ; 10° nitroglycérine ; 11° virus de la variole, du charbon et de la morve.

(1) SACHET. — *Op. cit.*, n° 200.

Si en France, le patron ne répond jamais, en principe, des maladies professionnelles, en fait il peut quelquefois avoir à sa charge des manifestations morbides, résultant plus particulièrement de son industrie, lorsqu'elles se présentent avec les caractères de l'accident : soudaineté et cause extérieure, tandis que la maladie est généralement « un état lent et continu né d'une cause également lente et durable ».

A Rennes, au cours de l'été 1900, deux ouvriers tanneurs gagnèrent le charbon à la suite de manipulation de peaux contenant évidemment le bacille de Davaine. L'un fut soigné chez lui et mourut, l'autre transporté à l'hôpital eut la chance de guérir. Avant l'apparition de la pustule maligne aucune blessure n'avait, parait-il, été relevée qui pût faire soupçonner l'inoculation à ces ouvriers de la bactéridie charbonneuse. La compagnie d'assurances en a profité pour contester le caractère professionnel de l'accident. La veuve de l'ouvrier décédé a succombé en première instance pour des raisons de procédure. La question de principe reste intacte.

Le tribunal de Saumur a admis que l'ouvrier d'une entreprise de transport, frappé en chemin d'insolation, est victime d'un accident du travail et a droit aux indemnités de la loi (1).

De même le juge de paix de Villejuif considère comme blessé industriel, un peintre en bâtiment que son patron avait envoyé travailler en plein soleil par 45° de température et qui tomba de son échelle frappé par la chaleur. Il écarte l'hypothèse de congestion cérébrale alléguée par les défendeurs (2).

(1) Trib. civ., de Saumur, 23 novembre 1899.
(2) Just. de paix de Villejuif, 26 septembre 1899.

Remarquons que, dans le cas qui précède, une imprudence grave était relevée à la charge du chef d'entreprise, autrement l'insolation devient assimilable à un cas de force majeure et ne donne plus droit aux indemnités de la loi, parce que, en été, le coup de chaleur menace tout le monde sans que le travail ait pour effet de faire courir à la victime, sous la forme de risques professionnels, des dangers sensiblement plus grands que ceux auxquels le commun des hommes est exposé (1).

La question de la responsabilité patronale se posera plus souvent à l'occasion d'affections courantes comme les hernies, lumbagos, tours de reins, coups de fouet, ruptures musculaires, durillons forcés, ampoules, etc. Sont-ce là des accidents du travail ? Quelquefois. Il est impossible au médecin de se prononcer avant interrogatoire et examen approfondi de chaque malade.

Prenons la hernie. Les chirurgiens (2) affirment que presque toujours la hernie, même apparaissant à un âge avancé, est la conséquence d'une malformation congénitale. Nous sommes absolument de leur avis, sans doute la plupart des hernieux présentent une oblitération incomplète du conduit péritonéo-vaginal, ou une longueur exagérée de l'épiploon, du mésentère, ou une faiblesse des muscles de la paroi, ou un écartement anormal des piliers, etc., ces détails anatomiques, parfaitement exacts, ne nous impressionnent pas outre mesure, et nous affirmons quand même que la hernie peut et doit dans certains

(1) Trib. civ. de Rennes, 23 mars 1900.
(2) BERGER. — *Traité de chirurgie de Duplay et Reclus*. Article : hernies.

cas être considérée, même chez un prédisposé, comme un accident du travail.

En étiologie en effet il n'y a pas à envisager que les causes prédisposantes, il faut aussi tenir compte des causes déterminantes et des causes occasionnelles ; la cause déterminante de la hernie survenant brusquement pendant le travail c'est l'effort déployé par l'ouvrier, la cause occasionnelle c'est le travail lui-même, or le texte de la loi de 1898 est formel : art. 1er : « les accidents survenus par le fait du travail *ou à l'occasion du travail...* » donnent droit à une indemnité.

Quant à la prédisposition, nous ferons d'abord observer que tous les prédisposés ne deviennent pas hernieux, puis que ceux qui le deviennent voient leur infirmité apparaître à des âges très différents : si l'ouvrier, que beaucoup veulent écarter du bénéfice de la loi, avait eu la chance de naître patron, sa hernie serait peut-être survenue seulement cinq, dix ou vingt ans plus tard, circonstance qu'on ne saurait assurément qualifier d'indifférente. Décider en principe que la hernie n'est pas un accident du travail serait selon nous commettre une véritable injustice.

Évidemment toutes les hernies chez les ouvriers ne sont pas des accidents du travail, plusieurs essaieront de mettre sur le compte de leur profession des infirmités préexistantes, la distinction à établir par le médecin sera souvent très difficile, pas toujours impossible. Quand le doute subsistera, l'ouvrier qui réclame les indemnités de la loi de 1898, devra prouver que son affection est résultée de son travail.

Les décisions de jurisprudence à propos de la hernie

sont déjà nombreuses, nous citons seulement les plus inté-
ressantes.

Le 13 septembre, vers 8 h. 1/2 du matin, L..., qui était
occupé à transporter dans une brouette du bicarbonate de
soude fut atteint d'une hernie inguinale droite au moment où il
retournait sa brouette pour la vider.

Il a été établi par les témoins entendus à l'enquête que L...,
qui avait commencé son travail à 6 heures du matin paraissait
à ce moment bien portant, et qu'immédiatement après avoir
senti la douleur produite par la sortie de la hernie, il avait cessé
son travail, s'était rendu chez le médecin de l'usine qui lui
avait procuré un bandage. L... n'avait repris son service que
quelques jours plus tard.

Deux mois auparavant, à son entrée au service des Soudières
de la Meurthe L... avait été soumis à une visite médicale et
aucune hernie n'avait été remarquée à ce moment.

Le tribunal de Nancy a accordé à l'ouvrier une rente annuelle de 50 francs :

Attendu que les faits exposés ci-dessus étant admis se présente la question de savoir si la hernie dont un ouvrier est
atteint pendant son travail peut être considérée comme un accident du travail auquel la loi de 1898 serait applicable, que selon
la compagnie défenderesse la hernie ne peut en principe être
assimilée à un accident du travail parce qu'elle est due à une
disposition spéciale du porteur, à savoir l'altération de la paroi
de l'abdomen, altération provenant de causes qui ne se ratta-
chent par aucun lien au travail professionnel ; que la défenderesse soutient en effet que l'effort plus ou moins énergique au
moment duquel la hernie se manifeste n'en est pas la cause
mais seulement l'occasion.

Attendu que cette théorie, qui revient à dire que la hernie
n'est pas un accident mais une maladie ne saurait être admise
d'une façon générale et absolue, que sans doute la hernie ne se
produit que chez une personne prédisposée, mais que la hernie

dite de force ne peut être considérée comme n'étant qu'une simple phase du développement d'une hernie préexistante à l'état latent, que tout prédisposé n'est pas nécessairement destiné à devenir hernieux.

Qu'il est certain du reste, et prouvé par les statistiques médicales, que la prédisposition herniaire peut rester latente de longues années sinon toute la vie, et que ce n'est par conséquent pas en raison de l'évolution de la maladie que l'individu prédisposé devient hernieux sous l'influence d'un traumatisme, mais bien à raison de ce traumatisme lui-même.

Attendu que cela doit être admis alors même que la hernie se produit à l'occasion d'un travail qui ne nécessite pas d'effort d'une grande intensité, car elle est causée souvent au cours d'un travail normal quand l'ouvrier est amené à se placer dans une position défavorable telle que l'écartement des jambes et la torsion du corps (1).

Attendu d'ailleurs que l'influence de la prédisposition se fait sentir non seulement dans la hernie mais encore à l'occasion des fractures et des blessures en général qui, toutes, ont des conséquences plus ou moins graves selon la prédisposition du blessé.

Attendu que la hernie de force est considérée comme accident de travail en Suisse et en Allemagne.

Attendu enfin qu'une hernie a pour résultat incontestable de diminuer la capacité de travail, alors surtout que celui qui en a été atteint est simple manœuvre et a besoin de toutes ses forces pour son travail habituel, qu'elle constitue par conséquent une infirmité partielle et permanente donnant lieu à une rente viagère égale à la moitié de la réduction du salaire (2).

(1) Nous laissons au Tribunal de Nancy la responsabilité de ses affirmations pathogéniques.

(2) Trib. civ. de Nancy, 21 mai 1900.

Autre exemple :

Le 17 avril, vers 6 heures du matin, Bastin, ouvrier chez B. et Cie, constructeurs à Anzin, sort fort pâle de la salle de la machine à vapeur et dit qu'il venait de tomber de l'échelle sur laquelle il était monté. Il accuse une douleur dans l'aine gauche, une hernie est constatée.

Le tribunal de Valenciennes accorde à Bastin une rente annuelle et viagère de 100 francs :

Attendu que le tribunal n'a pas qualité pour trancher les difficultés que peut soulever en théorie l'étude des causes de telle ou telle affection, de sa formation, de son développement et de ses manifestations extérieures, que dans tous les cas il doit se borner à examiner si le travail a été la cause directe ou l'occasion soudaine d'un fait quelconque ayant pour résultat une incapacité de travail, que les maladies professionnelles provenant d'une cause lente et durable sont seules exclusives du droit à l'indemnité pour cette raison que, au contraire de l'accident, fait imprévu de sa nature, elles sont la conséquence prévue de l'exercice même de la profession.

Attendu d'autre part, qu'une fois établie la relation entre le travail et la manifestation de l'affection ayant entraîné l'incapacité, il n'est pas permis pour refuser l'indemnité à la victime de rechercher si la constitution même de cette dernière ou sa conformation anatomique sont de nature à faire croire qu'un individu plus sain, plus robuste ou autrement conformé aurait échappé dans les mêmes conditions aux conséquences dont elle se plaint.

Attendu que les affections hernieuses sont soumises comme toutes les autres à l'application générale des principes ci-dessus rappelés (1).

Une citation exclusivement médicale pour finir. Voici, tout entier, le rapport médico-légal qu'un des chirurgiens

(1) Trib. civ. de Valenciennes, 26 juillet 1900.

les plus expérimentés des hôpitaux de Nantes, M. le professeur Jouon, a rédigé le 23 janvier 1900 sur la responsabilité patronale dans un cas de hernie.

X... est un homme de 37 ans, de taille moyenne, bien musclé, assez gras, n'ayant dans son passé aucun accident ni maladie appréciable, exerçant depuis son enfance des métiers de force, d'abord manœuvre à Angers, et depuis dix ans déchargeur ou arrimeur de navires à Nantes.

Le 2 août 1899, il travaillait à bord d'un vapeur pour le compte de MM. Y... frères, et transportait d'un point à l'autre de la cale des sacs de farine de 127 kilos. A un moment, pendant qu'il inclinait fortement l'épaule chargée pour laisser tomber un sac, il ressentit une douleur vive à l'aine gauche et s'affaissa. Se découvrant alors il vit et fit voir à deux camarades travaillant avec lui une petite tumeur douloureuse qui venait de se produire en dedans du pli de l'aine. C'était une hernie.

Assisté de ses camarades il put se relever et gagner son logement.

Le docteur F..., par un certificat du 25 octobre, constata à cette date l'existence d'une pointe de hernie inguinale, non compliquée, réductible et qu'un bandage ordinaire contient parfaitement.

Depuis lors X... est resté sans travailler, se disant impuissant à tout effort, même avec son bandage, et souffrant toujours dans les reins au point d'en être quelque peu gêné dans la marche.

I. — *État actuel.*

Aujourd'hui le bandage contient admirablement la hernie.

Quand on l'enlève, le pli de l'aine apparaît normal au doigt et à l'œil, sans indice de saillie herniaire.

En faisant tousser modérément X..., ou en l'invitant à des efforts modérés d'expulsion abdominale, soit debout, soit accroupi, la pression des viscères au niveau de l'aine gauche (comme du reste de l'aine droite) est à peine sensible.

La réduction de la hernie est donc aussi parfaite que possible, et sa contention ne réclamerait même pas de bandage si l'on n'avait à prévoir l'éventualité d'efforts plus énergiques.

II. — *Curabilité ou incurabilité de la hernie.*

Dans ces conditions, et tenant compte de la conformation parfaitement normale des anneaux inguinaux, de l'intégrité et de la vigueur exceptionnelle des plans musculaires et aponévrotiques, on serait tenté de considérer cette hernie comme curable, mais ce serait à tort.

En effet, s'il est possible de voir chez un jeune enfant une hernie guérir par l'action d'un bandage, qui, pendant quelques années, comprime et condense les tissus, on ne peut se flatter d'un tel résultat chez l'adulte.

La déchirure ou l'écartement du feuillet une fois produit, il persiste indéfiniment une faiblesse, *au moins virtuelle*, et pour un travailleur appelé à produire des efforts énergiques, la réapparition d'une tumeur égale ou plus grosse est toujours à craindre.

La hernie de X... doit donc, malgré sa contention facile et son apparente guérison, être estimée une infirmité incurable.

III. — *Les inconvénients peuvent-ils être diminués au moyen d'un bandage ?*

Incontestablement.

La hernie de X... sans bandage, est un obstacle presqu'absolu à tout travail de force et une menace d'accidents peut-être mortels.

Avec un bandage bien fait et bien appliqué X... peut sinon reprendre son métier de déchargeur de navires, du moins s'occuper à n'importe quel autre travail de manœuvre n'exigeant pas des efforts aussi extrêmes et l'on peut affirmer que dans toutes les autres professions on trouve des ouvriers hernieux, portant bandage et gagnant parfaitement leur journée.

La nécessité d'un bandage, est d'ailleurs un assujettissement, une dépense et l'occasion d'accidents ; si on l'applique mal, si le ressort usé ne soutient pas assez l'anneau, la hernie peut ressortir et s'étrangler.

Or, avec les habitudes insouciantes de l'ouvrier, avec sa pénurie de ressources, il arrive trop souvent que le bandage contient insuffisamment la hernie, et douleurs ou complications variées peuvent survenir.

Il faut donc tenir compte de ces dangers ou de ces inconvénients, en même temps que de la dépense d'achat du bandage pour apprécier équitablement les charges d'une hernie.

Or, il faut qu'un hernieux ait toujours à sa disposition deux bandages, l'un qu'il porte et l'autre de rechange en cas d'accident, ce qui, en estimant leur durée moyenne et leur prix, fait par an 12 francs.

IV. *La hernie de X... résulte-t-elle de son travail ou de quelque cause préexistante tenant soit à sa constitution, soit à un accident ou un effort antérieur ?*

En dehors des hernies congénitales (infirmité que l'enfant apporte en naissant), la plupart des hernies sont la résultante de deux facteurs : 1° une prédisposition organique, 2° un effort.

Cette prédisposition consiste en un affaiblissement de quelqu'un des points des parois abdominales où les faisceaux tendineux au lieu d'être exactement jointés et tissés entre eux présentent des écarts ou des lacunes.

Tantôt cela provient d'un amaigrissement considérable et général du corps, tantôt d'une disposition organique datant de la première enfance, tantôt de la résorption partielle des tissus due à la vieillesse, tantôt enfin d'un traumatisme ou d'efforts préalables.

Dans ces conditions, un effort intense et brusque vient-il à se produire, ou bien une série de petits efforts pousse-t-elle d'arrière en avant le point affaibli des parois, celui-ci devra céder et permettre d'abord une pointe herniaire susceptible de réduction spontanée, puis une tumeur persistante que le temps et de nouveaux efforts accroîtront fatalement.

Mais dans le cas de X... le premier facteur, *la prédisposition organique fait absolument défaut.*

X... dans la force de l'âge, taillé en hercule, ne présente aucun signe, aucun prélude de sénilité ni d'amaigrissement.

Son abdomen ne porte pas de trace de lésions anciennes ni récentes susceptibles d'avoir affaibli la résistance de ses parois.

Celles-ci sont non seulement puissamment doublées de graisse, mais les muscles et les aponévroses sont d'une intégrité et d'une force exceptionnelles.

Au niveau des anneaux, l'épaisseur et l'écartement des piliers répondent aux exigences les plus rigoureuses de la mécanique. Du côté blessé comme du côté sain, tout est conforme au type normal et les efforts modérés que l'on provoque ne déterminent aucune saillie.

Encore aujourd'hui donc, même du côté blessé, les conditions organiques de la région démontrent que X... n'est atteint d'aucune défectuosité ayant pu préparer l'accident du 2 août.

Il s'agit donc ici d'une *hernie de force*, survenue brusquement chez un sujet intact, et due exclusivement à un effort trop considérable, tel que le transport et le déchargement sur un sol inégal d'un sac de 127 kilos peuvent toujours en produire.

Il n'y a donc pas lieu d'attribuer ni à la constitution de X..., ni à ses occupations antérieures une part quelconque dans la hernie du 2 août.

Elle résulte uniquement et directement de son travail et se trouve vis-à-vis de celui-ci dans une relation nécessaire de cause à effet.

V. *Quelle réduction cet accident fait-il subir au salaire de X... ?*

Si l'on en croyait X..... il serait aujourd'hui incapable de tout travail même avec son bandage. Il accuse des douleurs de reins et une sensibilité très vive au niveau de l'anneau inguinal ; quand on explore celui-ci avec le doigt, X... se plaint très haut et se retire.

Je ne crois pas à la réalité de ces douleurs.

Quand une hernie est réduite et contenue aussi parfaitement que dans le cas actuel, il n'y a pas de douleurs dans la région lombaire, et rien dans l'attitude ou la marche de X..... ne vient justifier son dire.

Pour la sensibilité qu'il accuse au niveau de l'anneau inguinal et que rien n'explique dans l'état anatomique des parties, je la crois simulée ou exagérée, car après quelques instants d'examen il tolère sans manifester de malaise des pressions assez fortes du doigt, et du côté sain l'effleurement seul de la peau abordée à l'improviste est l'occasion des mêmes plaintes et des mêmes mouvements de défense. En tout cas cette sensibilité fût-elle sincère, ne répond pas à des lésions réelles, et ne peut mettre obstacle au travail, X... supportant parfaitement le port de son bandage.

Il n'y a donc pour apprécier la réduction du salaire qu'à tenir compte de l'existence et du degré de la hernie.

Or, facilement réduite et contenue par un bandage ordinaire elle permet à X... tout travail de manœuvre à l'exception seulement des efforts exceptionnels que réclame le déchargement de poids trop lourds. S'il ne peut plus continuer ce métier, il peut s'employer à n'importe quel autre dans l'agriculture, l'industrie, le terrassement, etc.

Si donc au lieu de 0 fr. 50 l'heure, salaire actuel, il ne peut plus gagner que 0 fr. 35 dorénavant, la réduction est exactement de 30 %.

En résumé j'estime : 1° que la hernie de X... survenue le 2 août 1899 au cours d'un travail commandé est exclusivement et entièrement imputable à ce travail.

2° Que la réduction de salaire qui résulte de l'incapacité partielle et permanente due à cette hernie est égale à 30 %.

3° Qu'il y a lieu en outre de tenir compte au blessé, et d'une annuité de 12 francs représentative de deux bandages, et d'une indemnité quelconque pour les inconvénients et risques que cette infirmité impose à X... pendant toute son existence (1).

En ce qui concerne *le coup de fouet,* manifestation morbide encore mal déterminée anatomiquement, il a été jugé qu'il est hors de doute qu'il présente les deux caractères reconnus indispensables mais suffisants pour qu'il y ait accident au sens de l'article 1er de la loi de 1898 (action soudaine provenant d'une cause extérieure et lésion de l'organisme), que dès lors, s'il survient dans l'exercice du travail et s'il occasionne une incapacité de travail, il donne droit à une indemnité (2).

« Les durillons forcés, affections professionnelles mais
« non accidentelles, viennent d'être élevés au rang d'acci-
« dents du travail par un juge de paix sans doute plus
« philanthrope que médecin » (3), nous dit spirituellement

(1) *Gazette médicale de Nantes,* 1900, n° 21, p. 158.
(2) Just. de paix de Paris, XVIIe arr., 19 sept. 1900.
(3) Just. de paix de Paris, XVIIe arr., 22 août 1900.

le docteur Butruille (1). En fait, l'inflammation du durillon
est habituellement causée par une infection secondaire qui
peut se produire tout aussi bien en dehors du travail que
pendant les heures du travail (on peut en dire autant du
panaris) et cependant si le durillon forcé consiste, comme
l'admet M. Tillaux, dans l'inflammation d'une bourse sé-
reuse *accidentelle*, développée sous les houppes grais-
seuses de la racine des doigts, il semble que le pénible
travail des ouvriers n'est pas toujours étranger à cette affection. Nous nous garderons d'être aussi affirmatif que le
docteur Butruille.

En ce qui concerne le lumbago nous pouvons citer le
récent arrêt d'un juge de paix de Lille :

Attendu que la question très délicate de savoir si les affections mixtes, telles que la hernie, le lumbago, le tour de reins,
constituent des accidents du travail, doit se résoudre en fait
suivant les circonstances, qu'il y a lieu de leur attribuer ce
caractère lorsqu'elles se produisent subitement au cours d'un
travail qui exige de violents efforts ou un grand déploiement de
force musculaire, qu'en particulier le lumbago est une lésion
musculaire fréquente chez les ouvriers appelés à soulever et
porter de lourds fardeaux, et résultant des efforts qu'ils sont
obligés de faire pour accomplir leur travail, qu'il suffit qu'une
lésion corporelle soit la conséquence d'un acte violent exercé
ou subi dans le travail pour qu'il y ait lieu à l'application de la
loi du 9 avril 1898.

Attendu en fait que de l'enquête il résulte que le 24 octobre
dernier, à Lille, en la gare de Saint-Sauveur, D..... déchargeait
un wagon pour le compte de N....., avec d'autres portefaix,
lorsque vers 9 heures du matin il déclara ne pouvoir continuer

(1) *Echo médical du Nord*. 1900, n° 50, p. 576.

ce travail à cause d'intolérables douleur de reins qui lui étaient
survenues depuis un moment et se retira — qu'il avait travaillé
à partir de 6 heures du matin et que pendant deux heures au
moins il n'avait manifesté ni fatigue ni souffrance pas plus que
les jours précédents, que les fardeaux qu'il avait à soulever et
porter étaient des sacs pesant de 80 à 100 kilogs et même
plus.

Attendu que le demandeur a fait constater son état par le
docteur M..., qui l'a reconnu atteint de lumbago et de pleuro-
dynie, qu'il n'est pas sans intérêt de constater que D... est
jeune et robuste.

Attendu que de ces circonstances il faut induire que dans son
pénible métier, D... a subi une lésion corporelle résultant de
violents efforts ou de toute autre cause extérieure identique,
que dès lors il a droit au bénéfice de la loi de 1898 (1).

La rupture de varices superficielles ne saurait à notre
avis motiver une indemnité parce que nous la considérons
comme simple complication d'une infirmité préexistante.

Il est bien évident que si les chefs d'industries dangereuses ne répondent pas des maladies professionnelles qui
surviennent à la longue chez leurs ouvriers, ils répondent
des accidents que les substances dangereuses manipulées
peuvent occasionner. « Je suppose, disait M. le ministre
« du Commerce lors de la discussion de la loi, que dans
« une usine où on emploie des matières toxiques, un
« ouvrier se trouve avoir absorbé accidentellement une
« substance toxique ou avoir été atteint par une éclabous-
« sure d'acide ou de toute autre substance qui ait déter-
« miné la mort ou une incapacité de travail, le caractère

(1) *Écho médical du Nord*, 1900, n° 50, p. 583.

« accidentel de l'évènement apparaît nettement et ne sau-
« rait être confondu avec un empoisonnement lent, avec
« une diathèse résultant de la pratique normale de la pro-
« fession (1). »

Quelle que soit la nature et la gravité de l'accident, la preuve du caractère professionnel de cet accident reste à la charge de l'ouvrier qui, en cas de contestation, devra établir que l'accident est survenu dans le travail ou à l'occasion du travail (2).

Le patron ne répond jamais des accidents dus à une force majeure, à la foudre par exemple. Ces accidents n'ont en effet rien de spécial à l'industrie, ils constituent, suivant l'heureuse expression de M. Léon Say, « le grand risque professionnel de l'humanité. »

(1) *Journal off.*, Chambres-Débats, 1897, p. 2215 et suiv.
(2) Trib. civ. de Valenciennes, 10 août 1900. Trib. civ. d'Aubusson, 14 août 1900.

CHAPITRE III

Que va-t-on faire de l'ouvrier blessé ?

La réponse à cette question dépend naturellement de la gravité du traumatisme. Toute exploitation importante possède une salle aménagée en infirmerie, on y apportera ou on y conduira les blessés en attendant l'arrivée du médecin.

A l'usine, à la mine, devraient aussi se trouver quelques instruments indispensables dans les cas urgents et surtout les antiseptiques, la gaze, la ouate, les bandes nécessaires pour le premier pansement.

L'ouvrier légèrement atteint pourra après quelques soins sommaires regagner lui-même son domicile, le patron agira sagement en le faisant accompagner.

Le transport des blessés incapables de marcher s'effectuera rapidement et avec tous les ménagements que nécessite leur état. Un brancard couvert suffit pour les courtes distances, si le trajet est tant soit peu long on utilisera une voiture avec lit bien suspendue. Dans cette voiture à côté du blessé, prendra place un infirmier intelligent au lieu d'employés ou d'ouvriers impuissants à secourir leur camarade en cas d'alerte en cours de route.

La loi française laisse à l'ouvrier la liberté la plus complète de se faire soigner chez lui ou à l'hôpital. Il n'en est pas de même dans tous les pays.

En Norvège les compagnies d'assurances ont en principe le droit d'exiger que le blessé soit transféré à l'hôpital (1). Si toutefois le blessé est marié ou demeure avec un parent, le consentement du conjoint ou du parent est nécessaire, à moins que la nature du traumatisme n'exige un traitement et des soins qui, de l'avis du médecin, ne peuvent être donnés dans son domicile. Pendant le séjour du blessé à l'hôpital, l'établissement d'assurances doit allouer des secours à son conjoint ou à ses parents.

La loi allemande décide la même chose (2).

De pareils règlements cadreraient mal avec les idées de liberté en honneur dans notre pays, il n'est pas niable toutefois qu'en Norvège et en Allemagne ces dispositions n'exercent une heureuse influence sur les suites de l'accident et la rapidité de la convalescence. Toute question de sentimentalité mise à part, nous sommes convaincus que le milieu hospitalier est plus avantageux pour l'ouvrier blessé que le milieu familial.

Quelques médecins se sont émus de la présence des victimes d'accidents du travail dans les services hospitaliers. Nous trouvons dans les *Annales d'hygiène publique*

(1) Loi norvégienne du 24 juillet 1894 sur l'assurance des ouvriers de fabrique contre les accidents, article 8.

(2) Loi allemande du 15 juin 1883 concernant l'assurance des ouvriers contre les maladies, article 7.

et de Médecine légale d'août 1898, sous la signature du
Dr Raymond Marcel les observations suivantes : « Les com-
« munes suburbaines, l'Assistance publique ne verront-elles
« pas leurs frais d'hospitalisation ou d'assistance locale
« augmentés par les pseudo-indigents (ouvriers sinistrés)
« qui, sous des prétextes variables, avec la complicité
« peut-être des compagnies d'assurances, s'introduiront
« dans les services de chirurgie des hôpitaux de Paris ?
« Les municipalités ou l'Assistance publique sont-elles
« organisées pour réclamer ces frais aux patrons respon-
« sables ? Les chirurgiens voudront-ils accepter, si l'As-
« sistance publique ferme les yeux, soigner, conserver
« des blessés à qui la loi garantit d'autres soins et à qui
« la qualification d'indigents cesse d'être applicable
« comme sinistrés ? Les médecins d'assurance eux-mêmes
« ne seront-ils pas dans l'impossibilité absolue d'as-
« sumer certaines responsabilités de soins chirur-
« gicaux dans les milieux habituels d'ouvriers ? N'auront-
« ils pas d'autre part une tendance inévitable, intéressée
« et narquoise même à diriger vers l'hôpital et dans
« d'autres mains des blessés qui les fatigueraient de visites
« longues, nombreuses, éloignées, indifférentes ou souvent
« désagréables, toujours improductives ? »

A cela nous répondrons : c'est en effet parce que les
médecins du dehors sont souvent dans l'impossibilité d'as-
sumer les responsabilités de soins chirurgicaux dans les
milieux ouvriers qu'ils vous demandent d'ouvrir toute
grande la porte de l'hôpital aux blessés industriels. Ces
blessés, particulièrement dignes d'intérêt, seront du reste
toujours des malades payants. L'ouvrier hospitalisé d'ur-

gence n'est nullement assimilable à l'ouvrier qui a choisi
son médecin et son pharmacien, le patron est tenu inté-
gralement des frais d'hospitalisation et ne serait pas fondé
à prétendre distinguer dans la somme qu'ils représentent
les frais médicaux et pharmaceutiques et ceux de subsistance et de séjour (1).

Si cependant la victime a refusé les soins médicaux et
pharmaceutiques assurés par le chef d'entreprise et fait choix
elle-même de l'hospitalisation, le patron peut être déchargé
des frais de nourriture. Mais, même dans cette seconde
hypothèse, la ventilation admise ne saurait en rien compromettre les intérêts de l'hôpital qui aura seulement deux
débiteurs : le patron pour les frais médicaux et pharmaceutiques, l'ouvrier pour les frais de subsistance et de
séjour (2).

Le blessé, qui continue à recevoir son indemnité journalière, ne saurait être assimilé à un indigent.

Dans les cas où un certificat médical est nécessaire pour
l'hospitalisation, par exemple quand le blessé est étranger
à la commune, les frais de ce certificat sont à la charge du
patron (3).

Les rares difficultés relatives au règlement des comptes
d'hôpital seront tranchées sans appel par le juge de
paix (4).

(1) Just. de paix du Havre, 21 novembre 1899. — Trib. Chambéry,
11 août 1900.
(2) Trib. civ. de Vienne, 1ᵉʳ février 1900. — Trib. civ. Grenoble,
31 mai 1900. — Trib. civ. St-Etienne, 25 juin 1900. — Avis du comité
Consultatif (10 janvier 1900).
(3) Just. de paix de Cerisay, 27 mars 1900.
(4) Loi du 9 avril 1898, art. 15.

Non seulement l'hôpital est assuré de ne rien perdre, mais, si la décision de M. le juge de paix de Cerisay (Deux-Sèvres) devait faire jurisprudence, les chirurgiens de l'hôpital pourraient encore réclamer des honoraires personnels pour opérations faites aux blessés envoyés dans leurs salles par les chefs d'entreprise.

Statuant, dit M. le juge de paix de Cerisay, sur les prétentions de Lucas (le représentant du patron) qui voudrait que les sommes réclamées par les docteurs L... et B..., fussent comprises dans celle réclamée par l'hôpital de Bressuire.

Attendu qu'en examinant bien les termes du certificat de M. le docteur G..., il résulte que si Geffard (l'ouvrier blessé) a été transporté à l'hôpital de Bressuire, c'est du consentement tacite de Poingt (le patron), lequel n'ayant jamais protesté tant contre son transport que contre son séjour, y a en quelque sorte donné son adhésion ; ce certificat se termine ainsi : « une opération, si elle ne peut être pratiquée à l'hôpital, sera probablement suivie d'insuccès. »

Attendu que si c'est dans l'intérêt de la victime, ce n'est pas moins dans l'intérêt de Poingt que Geffard a été hospitalisé, que si Geffard au lieu de recevoir des soins à l'hôpital les eût reçus dans sa famille, les craintes du docteur G... se fussent très probablement réalisées et alors la responsabilité pécuniaire de Poingt aurait eu un autre résultat que celui définitivement établi et arrêté par la Cour d'appel de Poitiers.

Attendu qu'évidemment l'hôpital de Bressuire en recevant le dit Geffard, étranger à la commune de Bressuire, était assuré être payé par Poingt.

Attendu que la prétention de Lucas de vouloir comprendre dans la somme réclamée pour l'hospitalisation les honoraires des docteurs L... et B... est en contradiction avec les termes de la circulaire ministérielle du 10 juin 1898 concernant les responsabilités des accidents dont les ouvriers sont victimes dans

leur travail ; à la page 9 chap. II intitulé « des indemnités »
(art. 3 à 10 et 23 à 27) nous lisons : « les frais médicaux sont
payés en entier par le patron lorsque ce dernier a désigné
le médecin ou que la victime est soignée dans un hôpital ».

Attendu que le législateur a assurément voulu, lorsque la victime est étrangère à la commune où se trouve situé l'hôpital et
surtout lorsque la dite victime est par elle même ou par un
tiers en mesure et en position de pouvoir payer, rendre les
honoraires des médecins attachés à cet hôpital indépendants
des frais d'hospitalisation ; que s'il en eût été autrement l'hôpital de Bressuire aurait assurément demandé une somme
supérieure à celle de 1 fr. 50 par jour, que par suite il n'y a pas
lieu de comprendre le montant des honoraires des dits médecins, réclamés par ceux-ci, dans le produit s'élevant à 213 fr.
réclamé par le dit hôpital.

Attendu, du reste, que la somme de 1 fr. 50 ne peut s'affec-
ter en effet qu'aux frais d'hospitalisation, le prix en étant trop
minime pour y comprendre les honoraires des médecins, qui
bien que recevant un traitement fixe ne le reçoivent que pour
soigner les indigents.

Statuant sur le montant des sommes réclamées par MM. les
docteurs L... et B... par leurs notes, et sur celle également
réclamée par l'hôpital de Bressuire.

Attendu que, puisque Poingt a tacitement lui-même fait
choix de l'hôpital et par conséquent des médecins qui y sont
attachés pour opérer Geffard et lui donner les soins que sa
situation comportait, le dit Poingt doit aux termes de l'art. 4
paragraphe 1 de la loi du 9 avril 1898 accepter de payer intégra-
lement les honoraires de ceux-ci, qui du reste sont loin d'être
exagérés, qu'il a à notre avis mauvaise grâce d'en discuter le
montant.

Attendu que la note de M. le docteur L... s'élève à la somme
de 60 fr. et se décompose ainsi :

Amputation d'un bras à 0,05 de l'articulation avec M. le docteur B. le 5 août 1899 50 fr. ci   50

Soins, pansements du 1ᵉʳ octobre au 24 décembre 1899.   10

Total égal 60 fr. ci.   60

Attendu en ce qui concerne le dit docteur qu'il est de principe que le médecin assistant un confrère opérateur, tel est son cas, touche pour le moins la moitié du prix de l'opération, que par suite nous devons accepter comme bien fondée sa réclamation.

Attendu que nous devons également accepter comme bien fondé le montant de la note de M. le docteur B... (deuxième produite) s'élevant à la somme de 100 fr. et se décomposant ainsi :

Amputation d'un bras au tiers supérieur, 70 fr. ci   70

Enlèvement des esquilles de la fracture des os de

la face du 3 août au 30 septembre 1899, 30 fr. ci.   30

Attendu qu'il y a lieu pour nous d'accepter comme bien fondée la demande de 213 fr. réclamée par l'hôpital de Bressuire pour 142 journées du 3 août au 24 décembre dernier à raison de 1 fr. 50 par jour pour frais d'hospitalisation, que cette somme loin de nous paraître exagérée rémunère à peine l'hôpital des dépenses occasionnées par Geffard.

Statuant enfin sur les intérêts et les dépens :

Attendu que les intérêts sont de droit dus à partir du jour de la demande et que la partie qui succombe doit être condamnée aux dépens, dans lesquels seront compris les frais de timbre et d'enregistrement des notes produites annexées au présent jugement.

Par ces motifs et par jugement contradictoire en dernier ressort condamnons Poingt à payer à Geffard :

La somme de 60 fr. pour M. le docteur L..., la somme de 100 fr. pour M. le docteur B..., enfin la somme de 213 fr. pour

M. l'économe de l'hôpital de Bressuire représentant celui-ci, condamnons Poingt aux intérêts de droit, etc. (1).

D'une lettre que M. P. Ducloux, chirurgien en chef de l'hôpital de Cette, adresse en décembre dernier au journal *Le Concours Médical*, nous extrayons ce qui suit : « Le juge a reconnu justes mes revendications d'honoraires..... J'ai réussi encore à faire reconnaitre légitimes les honoraires des aides..... »

Il parait que des blessés industriels traités à domicile s'en vont quelquefois au dispensaire se faire panser gratuitement. Il y a là évidemment un abus qu'un peu de surveillance ferait facilement cesser.

Nous avons entendu prôner la multiplication d'hôpitaux particuliers entretenus par les compagnies et destinés à leurs ouvriers (2). Sans doute, au premier abord, cette idée a quelque chose de bien séduisant ; traiter pour ainsi dire en famille, les blessés d'une même entreprise, leur épargner la désagréable promiscuité de l'hôpital général, mais que de difficultés dans la pratique !

Au moment où la loi de 1898 libère de toute responsabilité les patrons assurés, en trouvera-t-on beaucoup prêts à se créer de nouvelles charges en faisant œuvre de philanthropes ?

En Angleterre il n'existe pas d'hôpitaux dans les mines ; les ouvriers blessés sont traités soit chez eux, soit à l'hôpital public que possède chaque petite ville (3).

(1) Just. de paix de Cerisay (Deux-Sèvres), 27 mars 1900.
(2) Le médecin et la nouvelle loi sur les accidents. *Thèse*, Bouquet. Montpellier, 1899.
(3) Communication de la maison Lancaster, Speir and C° Ld Cardiff. — Pour la description des *hôpitaux corporatifs* en Allemagne, voy. *Thèse* Roques, Paris, 1901.

CHAPITRE IV

Qui doit demander le médecin ? — Quand doit-on le demander ?

L'article 11 de la loi de 1898 nous dit : « Tout accident
« ayant occasionné une incapacité de travail doit être dé-
« claré dans les 48 heures par le chef d'entreprise ou ses
« préposés au maire de la commune qui en dresse procès-
« verbal.

« Cette déclaration doit contenir les noms et adresses
« des témoins de l'accident. Il y est joint un certificat de
« médecin.

« La même déclaration pourra être faite par la victime
« ou ses représentants. Récépissé de la déclaration et du
« certificat du médecin est remis par le maire au décla-
« rant. »

Et l'article 13 ajoute : «..... Lorsque le certificat médical
« ne lui paraîtra pas suffisant, le juge de paix pourra
« désigner un médecin pour examiner le blessé. »

Doivent donc demander le médecin : le patron ou ses
préposés.

Peuvent le demander : la victime ou ses représentants, et, par représentants, il faut entendre ici toutes les personnes qui s'intéressent au blessé.

Le patron qui ne produirait pas le certificat médical dans le délai exigé par la loi, c'est-à-dire dans les 48 heures, serait condamné à l'amende : 1 à 15 francs pour la première omission, 16 à 300 francs en cas de récidive.

Déclaration et certificat ne sont obligatoires que pour les accidents qui occasionnent une incapacité de travail. Il est possible, du reste, que l'incapacité ne succède pas immédiatement au traumatisme et qu'elle apparaisse seulement quelques jours ou même plusieurs semaines après l'accident. Dans ce cas, la déclaration et son complément obligé, le certificat médical, ne sont exigibles que dans les 48 heures qui suivent l'interruption du travail (1).

Le charretier d'un entrepreneur a le thorax violemment comprimé entre un mur et le véhicule qu'il conduit. On procède à un examen médical qui ne relève que quelques ecchymoses, pas de fractures de côtes, l'homme demande à ne pas interrompre son service. Six jours plus tard le charretier se présente de nouveau à la consultation, le médecin constate un épanchement assez considérable du côté gauche et diagnostique pleurésie traumatique ; mécontentement du patron qui croit avoir encouru l'amende par la faute du docteur et désappointement de l'ouvrier qui voit déjà s'évanouir son droit à l'indemnité, craintes chimériques nées d'une mauvaise interprétation de la loi de 1898 (2).

Pour les cas d'incapacités, tels que foulures, tours de reins, etc., l'entrepreneur qui ne ferait pas de déclaration

(1) Trib. simple police de Troyes, 23 mars 1900.
(2) Communiqué par mon excellent confrère le docteur Joubaire.

dans le délai légal ne serait pas susceptible de pénalité lorsqu'il ne s'agit pas d'un véritable accident et qu'il n'existe aucune blessure apparente (1).

La responsabilité des accidents agricoles causés par l'emploi des batteuses à vapeur retombe en principe sur l'exploitant de la batteuse et non sur le fermier ou le propriétaire de la récolte. A la campagne, ce sera donc presque toujours l'entrepreneur de battage à vapeur qui devra faire la déclaration, demander et payer le certificat médical.

A la suite de tout accident industriel la victime peut appeler son médecin et faire elle-même la déclaration d'accident. Le délai de 48 heures ne lui semble pas rigoureusement imposé parce qu'il est juste d'admettre que le blessé ne prend en mains la direction de la procédure que contraint et forcé par la négligence ou le mauvais vouloir du patron. Toutefois la victime qui laisserait écouler un délai notable sans accomplir les formalités prévues par la loi se mettrait dans la quasi impossibilité de prouver le caractère professionnel de sa blessure.

Un ouvrier au service de commissionnaires en peaux est congédié par ses patrons le 2 octobre 1899. Il reçoit sa paye pour solde et sans prévenir qu'il était blessé, 15 jours après il s'en va faire une déclaration à la mairie affirmant que le 27 septembre il s'était piqué en péparant une peau de bœuf, qu'un des poils ou débris d'os de la bête se serait introduit dans l'index droit et aurait produit un panaris.

(1) La question est controversée. Un jugement du tribunal de simple police de Paris, dit que tous les accidents, sans exception, doivent être déclarés même si l'incapacité de travail ne dépasse pas quatre jours.

Le juge de paix le déboute de sa demande :

Attendu, dit l'arrêt, que le tribunal se trouve dans cette situation non pas d'avoir à juger les conséquences d'un accident du travail mais de savoir si l'accident arrivé à L... lui serait survenu pendant le travail, que la preuve incombe dès lors au demandeur, que L... ne fait pas cette preuve ;

Attendu que L... n'a pas pris soin de se faire traiter aussitôt qu'il a été blessé, que ce n'est qu'après neuf jours qu'il est allé se faire soigner à l'hôpital Cochin ;

Que dans ces conditions le tribunal ne peut affirmer que le panaris soit survenu à la suite de la blessure ni qu'il se soit produit pendant le travail (1).

Il peut arriver qu'à la suite d'un sinistre ni le patron, ni la victime n'ait fait de déclaration. Si le maire a par une voie détournée connaissance de l'accident, il devra en informer le juge de paix qui, dans les 24 heures, commencera son enquête et désignera d'office un médecin ; à ce médecin, commis par justice et qui prête serment, la loi ne demande plus un simple certificat officieux mais un rapport très complet sur l'état général de la victime, avant et depuis l'accident, sur les caractères de la blessure, ses causes, ses conséquences immédiates ou lointaines.

Supposons maintenant que l'accident ait été suivi de mort. Le certificat médical n'est plus obligatoire car alors (circulaire du Ministre du Commerce du 21 août 1899) « malgré la généralité apparente du texte de l'article 11, il n'y a point à indiquer l'état de la victime, les suites probables de l'accident et l'époque à laquelle il sera possible d'en connaître le résultat définitif ». Mais quelquefois il

(1) Just. de paix de Paris, XIXe arr., 7 févr. 1900.

pourra y avoir doute sur la cause réelle de la mort et alors se posera la question d'autopsie.

Un industriel compte parmi ses ouvriers un jeune homme de 18 ans. Un matin ce garçon ne se présente pas à la manufacture et fait dire par un camarade qu'il est obligé de garder le lit s'étant blessé la veille en descendant une caisse à la cave. Le patron se rend chez son employé, celui-ci avait déjà fait venir un médecin. Comme le jeune homme accusait une douleur plus ou moins diffuse dans la région de la fosse iliaque droite et alléguait un traumatisme, le docteur avait diagnostiqué contusion et ordonné le repos et des frictions. Le surlendemain le patron retourne prendre des nouvelles de son ouvrier et le trouve très mal. Il court en toute hâte chez un second médecin qui, mis en présence du prétendu blessé, diagnostique fièvre typhoïde grave. Deux jours après le jeune homme était mort. Mort de quoi ? d'une appendicite perforée, d'une péritonite suite d'un traumatisme réel ou d'une fièvre typhoïde ? Une autopsie seule eût pu permettre de répondre avec certitude (1).

Quelle responsabilité pour le patron ou la compagnie d'assurances si au lieu d'avoir affaire à un célibataire, sans ascendants à sa charge, le même cas se fût présenté pour un père de famille laissant une veuve et de jeunes enfants!

L'autopsie refusée par le conjoint ou les parents de la victime peut-elle être sollicitée par voie de requête au parquet ? Hésitant au sujet de la réponse à faire, nous avons pris le parti de demander conseil au président du Tribunal civil de Vienne, M. Sachet, un des hommes qui se sont le plus, en France, occupés de la question « accidents du travail » ; fort aimablement il a bien voulu nous donner son avis. Selon lui il ne saurait y avoir aucune difficulté ;

(1) Communiqué par mon ami M. Detroy, industriel à Lille.

l'accident ayant été déclaré, le juge de paix procède à son enquête et, en cas d'incertitude sur la cause de la mort, il ordonne une expertise médico-légale. Cette expertise consiste d'abord dans l'examen extérieur du cadavre et si cet examen est insuffisant, dans l'autopsie. L'intervention du parquet n'est nullement nécessaire.

L'autopsie elle-même donnera-t-elle toujours des renseignements certains ? il est permis d'en douter.

H. S..., travaillait en qualité de chauffeur à la Compagnie urbaine d'eau et d'électricité ; le 9 août 1899, vers 6 heures du soir, il entra dans le bouilleur d'une chaudière pour nettoyer cet appareil. Il était muni d'une petite lampe électrique dite balladeuse. Peu d'instants après le chef d'atelier l'appela, ne recevant pas de réponse il entra dans le bouilleur et constata que S... était mort. Il était assis la tête légèrement penchée en arrière, le regard dirigé vers la communication aérienne, il avait une cigarette aux lèvres, la main droite en l'air appuyée sur la traverse de bois qui sert à accrocher la lampe électrique.

Deux médecins certifièrent que la mort était naturelle mais qu'une autopsie pouvait seule démontrer à quelle cause elle était due. La veuve de l'ouvrier qui soutenait au contraire que son mari avait succombé à une électrocution accorda l'autopsie. Il y fut procédé par le docteur S..., celui-ci constata qu'il n'y avait pas d'épanchement sanguin sous le cuir chevelu, que les méninges n'étaient pas congestionnées, que le cerveau et le cervelet ne présentaient aucune lésion ni tumeur, qu'il n'y avait pas d'épanchement dans les cavités pleurales, que les poumons étaient congestionnés mais ne contenaient pas de tubercules, que les cavités du cœur étaient vides, les valvules saines.

L'estomac renfermait quelques grammes de matières alimentaires, sa muqueuse était saine. Il n'y avait pas d'épanchement dans la cavité abdominale, les intestins paraissaient sains.

En somme, concluait le docteur S...., à l'exception d'une congestion pulmonaire l'autopsie n'a révélé l'existence d'aucune lésion viscérale permettant d'expliquer les causes de la mort. La congestion pulmonaire ne parait pas suffisante pour expliquer la mort et cependant, vu l'absence d'autre lésion, il y aurait lieu de l'attribuer à cette congestion.

Le tribunal de la Seine se déclara insuffisamment édifié et rejeta la possibilité de la mort par congestion pulmonaire.

Attendu que si S... avait eu une congestion pulmonaire, il aurait été souffrant, malade, qu'il n'aurait pu sans se plaindre et sans qu'on remarquât son état se livrer au travail — qu'en tout cas une congestion pulmonaire ne l'aurait pas foudroyé sur sa chaise, que sous le coup de l'oppression il se fût levé, eût cherché à sortir, qu'on l'eût trouvé à terre.

L'arrêt conclut à la nomination comme expert du docteur B..., qui se fera remettre les enquêtes, certificats, rapports et tous autres documents relatifs à l'affaire, prendra connaissance des lieux et se fera assister d'un électricien pour les renseignements et vérifications techniques afin de rechercher et dire si d'après les données de la cause il est possible, probable ou certain que S... a succombé à une électrocution (1).

Cet intéressant exemple prouve une fois de plus que le résultat d'une autopsie n'est pas toujours positif.

Si à la suite d'un accident du travail suivi de mort le chef d'entreprise peut, dans des cas particuliers et à l'extrême rigueur, exiger l'autopsie de la victime, la jurisprudence lui refuse le droit d'en requérir l'exhumation.

Un charretier est le 28 octobre 1899 victime d'un accident qui paraissait tout d'abord présenter peu de gravité. Il reprend

(1) Trib. civ. de la Seine, 6 janvier 1900.

son travail le 7 décembre et le continue sans interruption jusqu'au 13 janvier 1900. Dans la nuit du 29 au 30 janvier il meurt
brusquement.

Sa veuve attribue ce décès aux conséquences de l'accident
du 28 octobre. Le patron conteste cette prétention et pour faire
déterminer d'une façon précise les causes de la mort demande
au président du Tribunal civil de la Seine (audience des référés)
qu'il soit procédé à l'exhumation et à l'autopsie du corps de G..
La veuve G... déclare s'opposer formellement à cette demande.

Le président du Tribunal, qui semble avoir sur la question
une opinion différente de celle de son collègue de Vienne,
rejette la requête du chef d'entreprise : attendu que si une mesure semblable peut être ordonnée par la justice lorsqu'un
intérêt public est en jeu et qu'il importe par exemple de rechercher les circonstances d'un crime ou d'un délit, il n'en est point
de même lorsqu'il s'agit, comme dans la cause, d'un intérêt
purement privé, qu'une telle mesure porterait une grave
atteinte aux droits de la veuve et pourrait même la blesser
dans ses sentiments les plus intimes.

Que la dépouille mortelle de son mari ne saurait être même
déplacée sans son consentement, qu'à plus forte raison elle ne
peut être exhumée contre la volonté de celle-ci et soumise à
l'autopsie (1).

C'est donc avant la mise en bière que le chef d'entreprise
devra, quand il y a doute sur la cause de la mort, faire
procéder aux constatations qui sembleraient pouvoir sauvegarder ses intérêts en cas de procès à venir.

L'exhumation opérée sans autorisation de justice est
irrégulière au premier chef et le médecin qui consentirait
ensuite à pratiquer l'autopsie verrait sa demande en recouvrement d'honoraires rejetée par le juge de paix (2).

(1) Trib. civil de la Seine, référés, 3 février 1900.
(2) Trib. civil d'Uzès, 30 mai 1900.

Dans les accidents suivis de mort le tribunal jugera le plus souvent d'après les rapports des médecins, la marche des événements et les résultats de l'enquête sans qu'il soit nécessaire de recourir à l'autopsie.

Le 5 décembre 1899 le sieur Chapon se heurta dans l'obscurité à la manivelle d'un treuil qui l'atteignit à la tête, à la poitrine et au ventre.

D'après les dires des témoins sur le lieu de l'accident Chapon ne portait pas de blessures apparentes. Cependant il se plaignait de vives souffrances et déclara même le lendemain matin qu'il avait reçu le coup de mort. Il revint au chantier le 6 décembre , y passa la plus grande partie de la journée, cessa son travail vers 4 heures de l'après midi, rentra chez lui et s'alita. Il est décédé le 18 décembre.

Deux personnes qui sont allées le voir pendant sa maladie ont déclaré à l'enquête, l'une la fille B... qu'elle lui avait trouvé un trou au côté droit du front, l'autre la femme B... que portant la main à la tête de Chapon elle y avait senti un petit trou « comme quelque chose qui manquait ». Le témoin ne se rappelait plus du reste exactement la place de la blessure.

Le tribunal civil des Sables d'Olonne conclut à la mort naturelle et déboute la veuve.

Attendu que le Docteur G... qui a soigné Chapon jusqu'à sa mort, entendu ses plaintes et qui l'a très minutieusement examiné pendant tout le cours de sa maladie, indécis lui-même au début, n'a jamais constaté le plus léger traumatisme.

Que le témoignage du médecin traitant ne permet pas d'attacher une plus grande importance aux déclarations des trois femmes qui ont enseveli Chapon, remarquant qu'il avait la poitrine toute noire et le coude à vif.

Attendu, il est vrai, que deux certificats du même médecin contredisent sa déposition dans l'enquête en ce qu'ils expliquent le décès par les suites de l'accident.

Mais que le docteur G... à fait l'aveu à l'audience qu'il avait rédigé ces certificats avec une regrettable légèreté, sans penser aux conséquences, cédant aux instances et aux supplications de la dame Chapon.

Que, revenant sur ces attestations de pure complaisance, il a énergiquement affirmé sous serment que la cause réelle de la mort était une fièvre typhoïde chez un alcoolique.

Que tous les symptômes observés, la marche de la maladie et la date du décès confirmaient ce diagnostic.

Qu'un autre médecin, le docteur A..., aujourd'hui décédé, avait été appelé en consultation et qu'il était absolument de son avis.

Attendu que, malgré certaines réserves, l'opinion nettement exprimée du docteur G... est que la cause du décès doit être attribuée à la fièvre typhoïde.

Attendu que le tribunal ne peut écarter l'avis longuement réfléchi d'un médecin sous ce prétexte qu'il serait en contradiction avec les dires des femmes R... et B..., lesquelles n'ont aucune compétence en pareil cas, que ces femmes n'ont dû observer que vaguement le malade et s'en rapporter surtout à des paroles prononcées pendant les accès de fièvre ou de délire.

Que des examens répétés dans un cas grave sur un malade qui prétendait connaitre son mal et qui l'indiquait au premier venu n'auraient pas laissé passer inaperçues du médecin traitant des blessures qui auraient eu pour effet, suivant la demanderesse, de déterminer une fièvre cérébrale ou une méningite mortelle.

Que le docteur G... affirme que des blessures de cette nature auraient sûrement laissé des traces visibles à la tête et n'auraient point engendré les symptômes qu'il a observés.

Qu'il ne subsiste pas de base sérieuse de décision en dehors du témoignage du médecin ; que dans le cas assez improbable où son diagnostic serait erroné, le tribunal y trouve du moins une raison de douter et qu'il ne saurait, de sa propre autorité, décider que l'accident a été la cause réelle de la mort.

Attendu que la demanderesse a abandonné à l'audience ses conclusions tendant à l'autopsie etc., (1).

L'action qui découle du risque professionnel se prescrit par un an à partir du jour de l'accident (2).

(1) Trib. civ. des Sables-d'Olonne, 3 juillet 1900.
(2) Loi du 9 avril 1898, art. 18.

CHAPITRE V

Quel médecin peut délivrer le certificat.

M. Blavier disait au Sénat le 23 mars 1896 :

« On a vu des blessés se faire soigner par des officiers
« de santé, des rebouteurs et autres médecins de complai-
« sance qui ont abusé de leurs victimes et demandé en
« outre des honoraires très élevés en ne les soignant
« point ou très mal. Il en est résulté des infirmités graves
« qui auraient pu être évitées. Par contre, nous en avons
« vu d'autres s'adresser à des spécialistes ou des sommités
« médicales qui pour une ou deux consultations et quel-
« ques points de suture ont réclamé des honoraires exor-
« bitants. »

Plus exorbitante assurément est la prétention de l'honorable sénateur de confondre dans une même formule l'officier de santé, auxiliaire modeste mais dévoué de la science,
et le rebouteur, cet exploiteur sans scrupules de la souffrance et de la crédulité.

Le Parlement ne s'est pas du reste laissé émouvoir par
la boutade d'un de ses membres : toute personne ayant le

droit d'exercer la médecine en France, peut être appelée près de l'ouvrier blessé, la loi n'admet aucune exception et le certificat aura la même valeur, qu'il émane d'une doctoresse, d'un docteur ou d'un simple officier de santé.

Par contre le certificat ne peut être délivré par un médecin étranger (1). Le cas se présentera peut-être dans les villages situés à la frontière ; il n'appartiendrait pas au maire (2) de refuser un tel certificat, ce magistrat ne pourrait que signaler au déclarant l'irrégularité de sa procédure.

Dans la pratique, aussitôt qu'un accident se produit, le chef d'entreprise envoie près de la victime son médecin ou un des médecins de la compagnie d'assurances à laquelle il est abonné.

Le blessé est libre de recevoir ou de refuser le médecin qui lui est adressé. S'il le refuse, le médecin n'aura qu'à se retirer en constatant qu'il lui a été impossible de remplir la mission que le patron lui avait confiée ; est-il admis au contraire à examiner le blessé, il établira le certificat prévu par l'article 11.

(1) Loi du 30 nov. 1892 art. 1er. Voy. aussi : Exercice de la médecine par les étrangers. La pratique de la médecine sur les frontières. L. DUCHESNE, in *Bulletin off. de l'Union des Syndicats médicaux de France*, 1901, n° 2, p. 34.

(2) Il n'y a pas d'incompatibilité à ce que le médecin en même temps maire délivre un certificat de blessure et se donne un récépissé de son propre certificat. Du moins il n'y a aucune circulaire ministérielle contraire et le fait n'a pas été jugé. Ordinairement ce n'est pas ainsi que les choses se passent. Le médecin-maire rédige un certificat de blessure et le porte à la mairie. C'est l'adjoint qui reçoit le certificat et c'est l'adjoint qui délivre au maire-médecin le récépissé.

La rédaction de ce certificat n'enlève point à la victime le droit de faire de son côté une déclaration et d'y annexer un second certificat délivré par un médecin de son choix.

Le 22 novembre 1900 MM. Coutant, Zévaès et onze autres de leurs collègues ont déposé une proposition de loi tendant à obliger les compagnies d'assurances à laisser l'ouvrier libre de choisir son médecin et à ne point lui imposer un médecin désigné par elles (1).

Une difficulté s'est élevée sur le point de savoir quel médecin devait délivrer le certificat aux blessés industriels admis dans les services hospitaliers.

La circulaire de M. le Ministre du Commerce en date du 21 août 1899 engage les préfets à rappeler aux médecins des hôpitaux « qu'ils doivent, en ce qui concerne « l'exécution de la loi de 1898, l'exemple à leurs confrères « et qu'ils ne sauraient refuser les certificats de l'espèce « aux blessés admis dans leurs services quand les chefs « d'entreprise intéressés ne se trouvent point à même d'en « provoquer directement l'établissement par des médecins « de leur choix ». L'administration leur alloue à cet effet la somme de 5 francs par certificat.

Mais les compagnies d'assurances envoient souvent leur médecin constater à l'hôpital les conséquences de l'accident. Le médecin du dehors peut-il être introduit auprès du blessé et lui laissera-t-on la faculté de rédiger son certificat ?

(1) M. Mirman, rapporteur au nom de la commission d'assurance et de prévoyance sociales, accepte cette idée et la traduit de la façon suivante : « La victime, pendant toute la durée du traitement, a le libre choix de son médecin. »

Oui en principe. Il est bien évident que si la plaie venait d'être recouverte d'un pansement compliqué, le médecin de la compagnie d'assurance ne saurait, sans dommage pour son client et sans froisser la juste susceptibilité du chirurgien de l'hôpital, défaire le pansement et se retirer, ses constatations terminées. Il devra se contenter alors des renseignements fournis par les personnes *qui ont vu et pu apprécier* la blessure : chef de service, chef de clinique ou interne. Nous pensons que le certificat, établi d'après ces données, aurait à la rigueur et malgré son incontestable irrégularité (1) une valeur suffisante, d'autant plus que l'attestation exigée par l'article 11 est moins un acte médical qu'une pièce de procédure destinée à fixer la compétence du juge de paix ou du tribunal civil suivant que l'incapacité est pronostiquée temporaire ou permanente. Toutefois le médecin de la compagnie d'assurances qui n'aurait pas pu se rendre compte *par lui-même* de l'état du blessé agirait prudemment en faisant ses réserves, ce qui suffirait pour saisir en cas de non conciliation le tribunal civil et provoquer l'enquête préliminaire du juge de paix.

Si au cours de cette enquête le certificat médical ne paraissait pas suffisant, le juge de paix désignerait un médecin pour examiner le blessé (art. 13).

L'opinion que nous venons d'exprimer a, il faut bien le reconnaître, des contradicteurs et des contradicteurs éminents.

Dans une lettre au docteur Jamin, président du Syndicat

---

(1) Voir supplément de la *Semaine médicale* du 17 juin 1896.

des médecins de la Seine, qui avait sollicité l'admission
obligatoire des médecins de la ville dans les hôpitaux pour
l'établissement des certificats, M. le Ministre du Commerce s'exprime ainsi le 21 février 1900 (1).

«Ainsi que j'en avise M. le préfet de la Seine, il ne me paraît
« pas qu'il soit possible de donner satisfaction à ce vœu.
« Lorsque le chef d'entreprise, entre le moment de l'acci-
« dent et le transport de la victime à l'hôpital, n'a pas eu
« l'occasion de faire établir directement le certificat dont
« il s'agit par un médecin de son choix, le médecin de
« l'hôpital, qui a la victime dans son service, paraît seul
« qualifié pour délivrer le certificat requis, tout autre
« médecin ne pouvant le faire qu'à la condition ou bien de
« défaire les pansements appliqués et de compromettre
« peut-être la santé du blessé, ou bien en respectant ces
« pansements de délivrer un certificat sans bases suffi-
« santes, puisqu'il n'a pas constaté lui-même la lésion.

« Il convient d'ajouter, qu'au vœu de la loi, le certificat
« médical prévu et prescrit par l'article 11 de la loi du
« 9 avril 1898 n'est pas destiné à fixer les droits des parties,
« qu'il n'a qu'un but, préciser dès l'origine et pour ainsi
« dire sur-le-champ, l'état de la victime, et par l'indica-
« tion des suites probables de l'accident mettre la mairie
« à même de provoquer s'il y a lieu l'enquête du juge de
« paix. La compétence et l'autorité du médecin des hôpi-
« taux, qui n'est en l'espèce ni le médecin du patron, ni
« le médecin de la victime, ne sauraient évidemment prêter
« de votre part au doute ; et si même ce doute était allé-

____

(1) *Bulletin off. de l'Union des Syndicats médicaux de France*,
1900, p. 66, n° 6.

« gué par le chef d'entreprise ou par l'ouvrier blessé, la
« partie intéressée garderait la faculté de le faire valoir
« devant le juge de paix, qui, dans l'enquête immédiatement
« ouverte, pourrait alors conformément aux dispositions
« du troisième alinéa de l'article 13 de la loi désigner un
« médecin pour examiner le blessé. » En fait, dans l'immense majorité des cas, le médecin envoyé par la compagnie d'assurances pour dresser le certificat est admis sans difficulté et les rapports entre médecins de ville et médecins d'hôpitaux sont toujours cordiaux et confraternels.

Doit-on autoriser les internes à rédiger eux-mêmes les certificats ? Cette tolérance ne serait pas sans dangers. A Paris quelques internes sont de nationalité étrangère, d'autres ne possèdent pas encore les douze inscriptions qu'exige la loi pour l'exercice de la médecine ; en province où la durée de l'internat est quelquefois réduite à un an, peut-on légitimement attendre des étudiants appelés à délivrer le certificat une expérience suffisante ?

A la suite de traumatismes légers : contusions, entorses, il peut se faire que l'ouvrier, ignorant de la loi, aille trouver ou fasse venir le médecin du Bureau de bienfaisance. Par sa seule qualité de blessé industriel, l'ouvrier, qui pendant son chômage touche une indemnité ou a droit à une rente de la part du patron, ne peut plus être considéré comme indigent alors même qu'il figurerait sur la liste des nécessiteux. Le médecin du Bureau de bienfaisance peut donc lui refuser ses soins, s'il traite le blessé, ce sera à titre particulier, et il sera libre de fixer le coût de son certificat (1).

(1) Les certificats médicaux pour la constatation des accidents du

Quand, pour une raison quelconque, les médecins, envoyés par le patron ou appelés par le blessé ne croiraient pas devoir délivrer le certificat, un médecin serait désigné d'office par le juge de paix.

Dans les cas où le sinistre survient à une certaine distance du siège de l'exploitation, comme c'est le cas pour les accidents de chemin de fer, ce sera généralement le médecin du lieu où l'accident se produit qui aura à établir le certificat.

Une catastrophe fait-elle plusieurs victimes, on doit délivrer autant de certificats qu'il y a de blessés.

Si dans les minutes d'affolement qui suivent le sinistre plusieurs médecins avaient été demandés de différents côtés pour le même blessé, au cas où ils se rencontreraient ensemble au domicile de la victime, le médecin du patron ou de la compagnie d'assurances est le plus qualifié pour rédiger le certificat. Les autres médecins inutilement dérangés auraient seulement le droit de se faire plus tard indemniser par les personnes qui les ont demandés (1) des dépenses qu'aurait nécessitées leur transport près de la victime, par exemple des frais de voiture.

La délivrance du certificat est une formalité de procédure qui, à elle seule, ne crée pas selon nous des liens de clientèle entre le médecin et le blessé. Si donc, en l'absence momentanée du médecin de la compagnie d'assurances, un praticien plus rapproché du lieu de l'accident avait délivré le certificat, il devrait s'effacer ensuite devant son

travail. Leur délivrance dans les hôpitaux et les Bureaux de bienfaisance. — Noir. — *Progrès médical*, 1900, 3 s., xi, 54-55.

(1) Trib. civ. de Lille, 1er déc. 1898.

confrère et lui abandonner la direction du traitement ;
mais le médecin qui a délivré le certificat commettrait une
grave imprudence en cessant ses visites au blessé sans
s'être préalablement assuré que celui-ci peut compter sur
l'assistance d'un confrère.

Dans la loi anglaise nous voyons que l'ouvrier peut
contester le diplôme du médecin qui lui est présenté (1).
Cette bizarre et humiliante disposition tient à ce qu'en
Angleterre le diplôme de docteur en médecine n'est pas
comme chez nous délivré par l'Etat, mais par des Facul-
tés privées de valeur souvent très différente.

(1) Loi du 6 août 1897. Annexe I, art. ii, in *Annuaire de législation étrangère*, 1898, p. 26.

CHAPITRE VI

Le certificat

Au début de cette étude nous avons esquissé la théorie du risque professionnel. Nous savons que le patron, même supposé innocent de toute faute ou de toute négligence, répond par ce seul motif qu'il est chef d'entreprise des accidents quels qu'ils soient qui surviennent dans son exploitation.

Il importait cependant de ne pas dépasser, fût-ce au profit de l'ouvrier le plus méritant, les limites de la justice et de ne pas faire de la loi nouvelle une mesure oppressive pour le capital.

Ce que la théorie du risque professionnel semble au premier abord avoir d'excessif se trouve corrigé par l'introduction dans notre droit d'un autre principe, également nouveau, celui de l'indemnité transactionnelle.

Avant 1898, l'ouvrier blessé qui parvenait à prouver la faute du patron pouvait espérer réparation complète, intégrale, du préjudice causé. Aujourd'hui, l'ouvrier n'a plus de procès à soutenir, de preuve à administrer, mais il n'obtient qu'une réparation partielle du dommage qu'il a souffert.

Ce tempérament s'imposait surtout dans les pays qui, comme la France, vont jusqu'à mettre à la charge du chef d'entreprise la faute lourde de l'ouvrier.

L'indemnité n'est pas seulement transactionnelle pour couper court aux procès à naître, elle est de plus forfaitaire. « Le législateur arbitre à l'avance l'indemnité à allouer, il « la détermine selon les conséquences possibles des acci- « dents qu'il classe en quatre catégories. »

1° Accidents qui entraînent la mort;

2° Accidents qui entraînent une incapacité de travail permanente et absolue;

3° Accidents qui entraînent une incapacité de travail permanente et partielle;

4° Enfin, accidents qui ne sont suivis que d'une incapacité temporaire.

Le certificat médical n'a d'autre but que de marquer la place du blessé industriel dans une de ces quatre catégories. Pour cela il doit contenir le diagnostic et le pronostic de la blessure.

Il indiquera donc :

Le caractère actuel de la lésion ;

Les suites probables du traumatisme *en ayant surtout en vue le degré d'inaptitude future au travail ;*

Enfin l'époque vers laquelle il sera possible de connaître le résultat définitif de l'accident (1) ;

______

(1) Circulaire du ministre du commerce du 21 août 1899.

C'est ici le cas de mettre en pratique les conseils si autorisés du savant doyen de la Faculté de médecine de Paris. « Le certificat, dit M. le professeur Brouardel, est « presque un acte médico-légal. C'est sur lui que s'enga- « geront souvent les procès. Ne mettez jamais dans leur « rédaction que ce que vous avez vu, constaté vous-même « n'y ajoutez pas ce qui vous est raconté par la personne « qui le demande... *Vous ne rédigerez jamais un certi-* « *ficat avec trop de prudence et de réserve.* En thèse « générale ne l'écrivez pas en présence du demandeur, je « dirais presque sous sa dictée (1). »

Il est évident que la victime, pour toucher une indemnité plus élevée, aura souvent intérêt à exagérer la gravité et les conséquences de sa blessure.

« Commet un quasi-délit le médecin qui, dans un cer- « tificat de complaisance, constate l'existence de lésions « graves devant entraîner une longue incapacité de « travail, alors qu'en réalité il n'y a eu par exemple « qu'une légère contusion. Par suite, si ce certificat a « contribué à déterminer une compagnie d'assurance à « remettre une indemnité à un tiers, le médecin est « passible de dommages-intérêts envers cette compa- « gnie (2). »

Quand l'ouvrier périt au cours de son travail, nous avons vu que parfois pouvait s'élever un doute sur la cause réelle de la mort. Est-elle naturelle, est-elle due au traumatisme invoqué ? Si la conviction du médecin appelé à délivrer le certificat n'était pas absolue, il devrait être le

____

(1) BROUARDEL. — *La responsabilité médicale*, 1898, p. 291.
(2) *Semaine médicale*, 1899. Annexe, p. 86.

premier à réclamer une expertise. En cas de mort naturelle une attestation erronée léserait grandement les intérêts du chef d'entreprise puisqu'elle ferait allouer, sans droit, au conjoint survivant une rente viagère de 20 % du salaire annuel de la prétendue victime, plus aux enfants mineurs de 16 ans une autre rente variant de 15 à 40 % suivant leur nombre. A défaut de conjoint ou d'enfant, une rente viagère de 10 à 30 % du salaire annuel pourrait être accordée par le tribunal aux ascendants que l'ouvrier disparu avait à sa charge (1).

Les accidents mortels sont heureusement les plus rares, leur proportion ne dépasse guère 2 1/2 %.

Que faut-il entendre par incapacité permanente absolue? Celle qui laisse l'ouvrier inhabile à toute espèce de travail et le prive de tout moyen d'existence, qui en fait, suivant l'expression de M. Henry Boucher, ministre du Commerce, lors de la discussion de la loi, « une non-valeur industrielle, une sorte d'épave humaine ».

Un manœuvre âgé de 57 ans a les deux jambes écrasées par un rail, le chirurgien procède à l'amputation de la jambe droite, la fracture compliquée et comminutive de la jambe gauche se réduit mal et se consolide imparfaitement; l'ouvrier, dénué d'instruction, trop vieux désormais pour faire l'apprentissage d'un métier sédentaire et ne nécessitant que l'emploi des bras, est devenu inapte à tout travail puisqu'il peut à peine se tenir debout et marcher sans soutien.

Le tribunal civil de Dunkerque et la Cour de Douai le reconnaissent atteint d'incapacité permanente absolue (2).

(1) Loi du 9 avril 1898, art. 3, paragraphe 4.
(2) Cour d'appel Douai, 5 avril 1900.

Le législateur de 1898 a refusé à juste titre d'établir la nomenclature des lésions qui déterminent une incapacité permanente absolue. Mieux vaut pour chaque cas particulier juger d'après l'esprit de la loi que d'être enchaîné par son texte.

On considère cependant, comme entraînant toujours une incapacité permanente absolue : la folie, la perte de deux membres, la cécité complète.

La perte d'un œil avec menace, même à brève échéance, d'une ophtalmie sympathique, ne saurait être rangée que dans les incapacités permanentes partielles (1).

Dans le classement des incapacités, médecin et juge aboutiront parfois à des conclusions différentes. C'est que e juge a le droit et même le devoir d'apprécier, tandis que le rôle du médecin se borne à constater.

Supposons, par exemple, que nous, médecins, soyons demandés près d'un borgne qu'un accident vient de priver du seul œil qui lui restait, nous délivrerons un certificat constatant une incapacité permanente absolue.

Des juristes forts compétents, entre autres **M. Sachet**, ne voient là cependant qu'une incapacité permanente partielle (2) et ils font valoir que leur solution, rigoureuse à première vue, s'impose aussi bien dans l'intérêt des ouvriers que dans celui du patron. « Si en effet, disent-ils, les ouvriers atteints de quelque infirmité exposaient les patrons à payer, en cas d'accident, une indemnité plus élevée que les autres, ils se verraient aussitôt exclus de tous les emplois rémunérateurs. »

(1) Trib. civil des Andelys, 23 janv. 1900.
(2) SACHET. — *Op. cit.*, n° 209.

La théorie est juste mais plus d'un trouvera ses conséquences sévères quand on saura que la perte d'un œil
donne seulement droit à une rente annuelle de 150 à 300 fr.
suivant la profession du blessé.

L'incapacité permanente partielle est celle qui, comme
la perte d'un membre, entraîne pour l'avenir une diminution plus ou moins grande du salaire sans le sup-
primer.

Le Tribunal civil de Nancy a décidé que la rupture de
l'urètre devait être considérée comme déterminant une
incapacité partielle et permanente, attendu que la blessure
ne se consolidera jamais complètement, que l'état de la
victime exigera toujours des soins incessants et minutieux,
un traitement spécial et périodique, que sa santé se trouve
à jamais compromise (1).

L'incapacité permanente partielle rend la victime créan-
cière d'une rente égale à la moitié de la réduction que l'accident aura fait subir au salaire (2), mais ici encore le juge
conserve une grande latitude d'appréciation.

Ainsi le Tribunal civil de Versailles a pu décider, contrairement aux idées généralement admises, que l'amputation du bras droit constituait, dans certains cas, une incapacité permanente absolue.

Attendu qu'il est établi que L..... a subi l'amputation au milieu
du deltoïde du bras droit, qu'il en résulte non seulement une
impossibilité de l'exercice de sa profession, mais de l'exercice
de tout travail manuel.

(1) Trib. civil de Nancy, 2 juillet 1900. Rente viagère de 180 francs
par an.
(2) Loi du 9 avril 1898, art. 3, paragraphe 2.

Attendu que le travail manuel ne peut être pratiqué que par l'opposition et le concours de deux membres, qu'il y a des cas où une opposition partielle peut encore subsister, puisqu'avec un moignon ou une partie de membre, cette union des mouvements opposés, nécessaire pour le travail manuel, peut encore s'accomplir quoiqu'imparfaitement, mais que la suppression complète du bras droit ne permet plus l'opération musculaire nécessaire à l'obtention d'un produit du travail manuel.

Attendu qu'il n'y a pas lieu de s'occuper des tarifs des compagnies d'assurances dont les dispositions absolues se sont fondées sur les pertes des membres sans se préoccuper de leurs conséquences pratiques sur la possibilité du travail qui peut varier suivant les espèces.

Attendu que le travail auquel pourrait se livrer L... n'est qu'un travail manuel, qu'il n'y a pas à espérer qu'il puisse avec l'infirmité dont il est atteint avoir une place de concierge, gardien de propriété à surveiller, que ses aptitudes ne sont que celles d'un ouvrier n'ayant d'autre gagne pain que ses bras.

Par ces motifs : le Tribunal dit que L... a droit à une rente égale aux deux tiers de son salaire annuel de 1.544 francs soit 1.020 franc (1).

Un jugement du Tribunal de Lure rendu dans le même sens, a été réformé en appel (2).

En cas de reprise de l'ouvrier au même salaire, la jurisprudence tend à reconnaître au magistrat le droit d'évaluer d'office l'étendue de l'incapacité.

L'incapacité temporaire est celle qui se traduit par une suspension passagère du salaire, l'accident n'exerçant après guérison aucune influence sur le salaire à venir.

(1) Trib. civ de Versailles, 11 janv. 1900.

(2) Trib. civ. de Lure, 21 mars 1900 réformé en appel. Cour Besançon, 6 mai 1900. Réduction de salaire estimée à 75 °/₀. Le salaire étant de 1300 francs, la rente viagère allouée est de 477 fr. 50.

Rentre dans cette catégorie par exemple le cas d'un ouvrier simplement contusionné par un éclat de mine.

Il a été jugé que la perte de plusieurs dents, n'exerçant aucune influence sur l'aptitude au travail, détermine seulement une incapacité temporaire (1).

Une luxation, une fracture même peuvent dans certains cas entraîner seulement incapacité temporaire, tout dépend du pronostic variable comme la clinique elle-même.

Tandis que les incapacités permanentes sont de la compétence du tribunal civil, l'incapacité temporaire est de la compétence du juge de paix.

Pendant toute la durée de l'incapacité temporaire la victime touche une indemnité quotidienne, égale à la moitié du salaire perçu au moment de l'accident, à condition que l'incapacité ait une durée de cinq jours au moins (2).

En cas de contestation sur la nature et l'étendue de l'incapacité, la difficulté est soumise, après tentative de conciliation, au tribunal qui habituellement désigne un ou plusieurs médecins experts pour examiner le blessé et dresser un rapport.

Ce rapport, qui est un acte médico-légal, jouit d'une toute autre autorité que le simple certificat. Afin qu'aucune confusion ne puisse s'établir entre le certificat médical et le rapport des experts, nous renvoyons l'étude de ce dernier au chapitre « *de la Consolidation* », laquelle donne souvent lieu à expertise.

(1) Trib. civ. de la Seine, 4 août 1900.
(2) Loi du 9 avril 1898, article 3, paragraphe 3.

Le certificat exigé par l'art. 11 de la loi de 1898, indique à l'ouvrier le préjudice subi, au patron, il fait entrevoir l'étendue de ses obligations, il fixe la compétence du juge et, plus tard, si ouvrier et patron n'ont pu se concilier, c'est encore par le certificat que l'expert et le tribunal seront mis au courant de l'état de la victime dans les heures qui ont suivi immédiatement le sinistre.

Mais, remarquons-le bien, les conclusions du certificat médical ne s'imposent à aucun des intéressés, tout le monde peut les discuter, en définitive c'est le tribunal qui dans le désaccord des parties, fixe, pour chaque espèce, la mesure de l'incapacité et l'indemnité corrélative.

La loi italienne au contraire, se basant sur le diagnostic et le pronostic du médecin, évalue d'office et une fois pour toutes la réduction du salaire et partant le quantum de l'indemnité.

Nous empruntons au *Bulletin de l'Office du travail*, le tarif des réductions de salaire consécutives au cas d'incapacité permanente partielle (1).

Extrait du règlement du 25 sept. 1898 pour l'exécution de la loi sur les accidents en Italie.

Art. 74. Dans les cas d'incapacité partielle permanente le salaire est pour la liquidation des indemnités considéré comme réduit dans les proportions suivantes :

Par la perte totale du bras droit ou de l'avant-bras droit au tiers supérieur.................... de 80 0/0

Pour la perte totale du bras gauche ou de l'avant-bras gauche au tiers supérieur................ de 75 0/0

(1) *Bulletin de l'office du travail*, 1898, p.979.

Par la perte totale de la main droite, ou des 5 doigts de la main droite, ou de l'avant-bras droit au tiers inférieur ou d'une cuisse................ de 70 0/0

Par la perte totale de la main gauche, ou des 5 doigts de la main gauche ou de l'avant-bras gauche au tiers inférieur........................ de 65 0/0

Par la perte totale d'une jambe au tiers supérieur .... de 60 0/0

Par la perte totale d'un pied ou d'une jambe au tiers inférieur............................... de 50 0/0

Par la perte totale de la faculté visuelle d'un œil avec diminution très considérable de la faculté visuelle de l'autre.......................... de 50 0/0

Par la perte totale de l'ouïe.................. de 40 0/0

Par la perte totale de la force visuelle d'un œil de 35 0/0

Par la perte totale du pouce de la main droite. de 30 0/0

Par la perte totale du pouce de la main gauche. de 25 0/0

Par la perte totale de l'index de la main droite. de 20 0/0

Par la perte totale de l'index de la main gauche. de 15 0/0

Par la perte de la seconde phalange du pouce de la main droite............................... de 15 0/0

Par la hernie inguinale ou crurale double...... de 15 0/0

Par la perte totale du petit doigt de la main.... de 12 0/0

Par la surdité complète d'une oreille ou par la hernie inguinale ou crurale simple............. de 10 0/0

Par la perte du doigt du milieu ou de l'annulaire d'une main, de l'orteil et du métatarse correspondant...................................... de 8 0/0

Par la perte de l'orteil ou d'un autre doigt de pied ou d'une phalange d'un doigt de la main.... de 5 0/0

Dans le cas de perte de plusieurs membres ou articulations, la réduction du salaire correspond au total des quotités relatives aux différentes réductions particulières sans dépasser pourtant 80 0/0.

La paralysie totale et inguérissable des membres ou articulations les rendant incapables de tout service est assimilée à la perte totale de ces membres ou articulations. Lorsqu'au contraire la paralysie ne les rend que partiellement incapables de service la réduction du salaire est faite à un taux inférieur sans descendre au-dessous de la limite minima de 5 %.

Le vice fondamental du système italien est l'uniformité de son tarif, immuable quelle que soit la profession de la victime ; et cependant si des ouvriers de métiers différents subissent un même traumatisme, les préjudices soufferts ne sont pas comparables :

Un typographe amputé d'une jambe ne sera que peu atteint dans sa capacité de travail alors qu'un couvreur sera obligé de changer de métier.

Mieux vaux laisser au juge le soin de décider suivant les espèces.

La délivrance du certificat médical soulève plusieurs questions ayant trait au secret professionnel.

La victime de l'accident peut-elle s'opposer à la délivrance du certificat rédigé par le médecin de la compagnie d'assurances pour être joint à la déclaration du chef d'entreprise ?

Nous trouvons à ce sujet dans Dalloz un intéressant arrêt du Tribunal de Fougères (29 juin 1898).

Un sieur Morin avait été victime d'un accident causé par le sieur Le Housec. Celui-ci, qui avait pris à sa charge les frais médicaux nécessités par le traitement de la blessure, produisit au cours de l'instance en dommages-intérêts un certificat à lui délivré par les docteurs G... et M... qui avaient soigné Morin.

Le sieur Morin souleva alors un incident et prétendit que ce certificat devait être écarté des débats comme ayant été fourni par des médecins qui, astreints au secret professionnel, n'auraient pas dû le délivrer.

Les juges de Fougères donnèrent pleinement raison au demandeur.

Attendu que la délivrance de ce certificat à Le Housec, hors de la présence et sans le consentement de Morin, constitue un manquement grave aux devoirs de discrétion imposés à tous les médecins.

Et le tribunal ajoutait que les médecins ne doivent pas, sans y avoir été formellement autorisés par les malades, révéler aux tiers les constatations qu'ils ont faites dans l'exercice de leur profession — qu'à plus forte raison ils ne doivent pas, s'ils ont été appelés auprès d'un blessé, délivrer, à une tierce personne intéressée à contester les conséquences de la blessure, un certificat dont usage pourrait être fait contre la personne à laquelle ils ont donné leurs soins — qu'il en est ainsi alors même qu'ils auraient été appelés d'accord par le blessé et par le tiers, en ce cas leur obligation au secret professionnel n'en subsiste pas moins au profit du blessé vis-à-vis du tiers (1).

Conclusion : en droit, le médecin ne peut pas délivrer le certificat sans le consentement de l'ouvrier même s'il avait été appelé d'un commun accord par le patron et le blessé — en fait, on se contente de la non-opposition de l'ouvrier, qui équivaut à une autorisation tacite, mais au cas où le médecin redouterait des difficultés, il devrait se faire délier par son client du secret professionnel avant de verser à la procédure le certificat médical exigé par la loi. Si la victime refusait son consentement, elle serait la première à en pâtir car la procédure se trouverait arrêtée par sa faute et ses droits subiraient une atteinte.

(1) DALLOZ. — *Jurisprudence générale*, 1900, XI, 2, p. 263.

La même réserve ne s'impose pas au médecin désigné par le juge de paix puisqu'il agit en qualité d'expert.

A notre avis l'ouvrier ne saurait exiger prendre lui-même connaissance du certificat qui va être délivré par le praticien. Entre autres graves inconvénients la communication préalable obligatoire aurait celui de tenir le blessé au courant du diagnostic et du pronostic, deux choses qu'il est parfois bon de cacher au principal intéressé.

Dans quelle mesure le diagnostic et le pronostic peuvent-ils être livrés au patron? La question est délicate.

Un ouvrier s'est fait à la main une écorchure en apparence insignifiante, au lieu de se cicatriser, la petite plaie s'enflamme et suppure. Le blessé est contraint d'interrompre son travail. Le patron envoie son médecin qui reconnaît que l'ouvrier est diabétique. Doit-il le dire? S'il parle, il fera probablement perdre sa place à l'ouvrier, s'il ne parle pas et qu'un nouvel accident survienne, son silence peut causer au chef d'entreprise qui a mis en lui sa confiance, un préjudice considérable.

Nous pensons que le médecin est tenu ici par le secret professionnel. Tout d'abord l'article 11 de la loi de 1898 nous demande de prévoir les suites probables de l'accident, il ne parle pas des complications diverses susceptibles de se produire, puis le médecin est envoyé par le patron, c'est vrai, mais le véritable client du médecin, ce n'est pas celui qui paie, c'est celui qui souffre. « Le « malade qui réclame les soins d'un médecin, comme le « catholique qui se confesse ou le plaideur qui consulte « un avocat livre un secret dont la divulgation constitue « une trahison, une faute lourde, d'autant plus lourde

« que le caractère de celui auquel on s'est adressé offrait
« plus de garantie à celui qui le livrait. »

Le médecin ne devra donc pas révéler la diathèse de
l'ouvrier. La conclusion serait probablement toute différente en Angleterre et en Italie, pays où le secret professionnel n'existe pas (1).

L'article 29 de loi du 9 avril 1898 porte que les procès-
verbaux, *certificats*, actes de notoriété, significations,
jugements et autres actes faits ou rendus en vertu et pour
l'exécution de la présente loi sont délivrés gratuitement,
visés pour timbres et enregistrés gratis lorsqu'il y a lieu à
la formalité de l'enregistrement.

Le certificat du médecin délivré en vertu de l'article 11
et qui doit être joint à la déclaration faite au maire de la
commune par le chef d'entreprise est donc dispensé du
timbre et dans le cas où il doit être présenté à l'enregistrement il est formalisé gratis.

Cette dispense déroge au principe général écrit dans
l'article 12 de la loi du 13 brumaire an VII qui soumet au
timbre « tout acte ou écriture devant ou pouvant faire
titre ou être produit pour demande ou défense ».

Comme disposition dérogatoire à la règle générale,
l'exonération doit être limitée aux cas spécialement visés
par la loi d'où l'obligation pour le médecin, requis de délivrer le certificat, d'examiner si l'espèce rentre dans les
conditions de la loi du 9 avril 1898.

Mais cet examen n'est pas sans incertitude, les limites
de l'application de la loi posées par l'article 1er ne sont

----

(1) BROUARDEL. — *La responsabilité médicale*. p. 129.

pas très nettement définies, en dehors de la question de principe la question de fait peut prêter et prêtera souvent à discussions : rien ne démontre *de plano* et d'une manière indiscutable que l'accident est survenu « par le fait du travail ou à l'occasion du travail ».

S'il y a erreur, si une décision ultérieurement rendue établit que l'action spéciale a été indûment introduite, l'administration sera-t-elle fondée à exercer un recours contre le médecin pour avoir délivré sur papier libre un certificat ne bénéficiant pas de la gratuité par suite de circonstances postérieurement reconnues ? Non sans doute car au moment où le certificat a été délivré, c'est *en vertu* et pour l'exécution de la loi du 9 avril 1898 qu'il était requis, cela suffit pour mettre la responsabilité du médecin à couvert.

D'ailleurs il sera toujours prudent de mentionner à la clôture du certificat que l'attestation a été délivrée sur papier non timbré en vertu et pour l'exécution de la loi du 9 avril 1898.

Ces renseignements nous ont été confirmés par un aimable directeur de l'enregistrement rompu aux plus fines subtilités de son administration (1).

(1) M. LAMBERT, directeur de l'enregistrement en retraite.

CHAPITRE VII

Le traitement.

Un travailleur est-il blessé, à la mine, à l'atelier ou à l'usine, vite on dépêche un exprès à la recherche du médecin.

Nous devons mettre en garde les chefs d'entreprises contre les agissements de certaines compagnies d'assurances qui n'hésitent pas à confier le service médical à des praticiens résidant à une distance parfois considérable de l'exploitation.

Le docteur Raymond Marcel dans les *Annales d'hygiène publique et de médecine légale*, cite cet exemple typique :

Une fabrique employant 400 ouvriers reçoit, après contrat passé avec une nouvelle compagnie d'assurances, avis que ses blessés pouvant marcher devront se présenter au dispensaire de la compagnie, à Paris, et que ceux qui ne le pourront pas seront visités par le médecin de la compagnie qui habite Paris. Or la fabrique est à trois quarts d'heure de chemin de fer de la ville.

D'autres compagnies d'assurances poussent les pharmaciens à l'exercice illégal de la médecine en faisant délivrer aux blessés légèrement atteints des bons de pansement ainsi formulés :

M. .... pharmacien, demeurant à .... est prié de bien vouloir panser, s'il y a lieu, le nommé .... ouvrier de M. .... assuré à notre Compagnie et de lui délivrer les médicaments suivants........ (1).

Tout cela est mesquin, irrégulier, quelquefois inhumain. Les accidents du travail réclament une intervention médicale immédiate, c'est l'avantage de l'ouvrier, c'est aussi l'avantage du patron.

Les mines, les grandes usines ont leur personnel médical attaché à l'exploitation et qui accourt au premier appel. On ne saurait naturellement exiger la même chose de la petite industrie, mais il n'est pas de ville où un patron prévoyant ne puisse s'assurer le concours de plusieurs médecins, pouvant, en cas d'absence, se remplacer les uns les autres.

Dans les campagnes, où un officier de santé dessert souvent seul quatre ou cinq communes, il n'est pas toujours aisé de le rejoindre et le blessé se trouve alors dans une situation d'autant plus lamentable que personne n'est en état de lui porter secours.

Le médecin est arrivé auprès de la victime de l'accident que doit-il faire ? Il lui faut d'abord répondre aux indications les plus urgentes, assurer l'hémostase, ranimer le blessé en état de syncope ou de mort apparente, passer

____

(1) La loi sur les accidents du travail. — Raymond MARCEL, in *Annales d'hygiène publique et de médecine légale* (août 1898).

ensuite à la désinfection de la plaie. Inutile d'insister, croyons-nous, sur les avantages et la nécessité d'une antisepsie rigoureuse.

Il y a déjà plusieurs années, en Allemagne, un praticien ayant eu à traiter une plaie perforante du thorax négligea les précautions antiseptiques. Le malade mourut d'infection purulente. Le médecin a été condamné.

« Attendu, dit le jugement, que l'antisepsie n'est plus
« dans la période d'expérimentation mais qu'elle est deve-
« nue avec raison une règle fondamentale en méde-
« cine (1). »

Avant de faire son pansement, le chirurgien pourra dans certains cas procéder à l'extraction de corps étrangers superficiels qui, par leur présence, sont une cause fréquente d'irritation pour les tissus.

Enfin le médecin surveillera les conditions de transport du blessé et rédigera son certificat.

Quand la victime est traitée à domicile, le praticien doit lui continuer ses conseils. Il s'efforcera de prévenir les complications tant du côté de la plaie que du côté des viscères (poumons, reins, etc.). Il ne recourra aux amputations qu'en cas d'absolue nécessité, se rappelant que les membres sont le gagne-pain de l'ouvrier Quelquefois cependant il y a avantage à débarrasser le blessé d'un œil définitivement perdu, d'un doigt ankylosé désormais inutile ou même gênant, le médecin usera alors de son autorité pour amener l'ouvrier à accepter l'opération. Ce n'est pas

(1) Brouardel. — *La responsabilité médicale*, p. 305.

tout en effet que de sauver la vie du blessé, il faut, autant que possible, le conserver valide et apte au travail (1).

La vigilance du praticien redoublera encore au moment de la convalescence, par un massage opportun il s'opposera aux raideurs des articulations, il combattra l'atrophie musculaire.

La jurisprudence l'autorise à user de l'électrothérapie.

Un ouvrier maçon fut victime d'un accident qui lui occasionna la luxation de l'épaule droite. A la suite de cette luxation s'était produit un tremblement anormal du bras avec paralysie de l'annulaire et du petit doigt.

Le médecin qu'il avait choisi l'adressa au chef de clinique électrothérapique de Grenoble qui le soumit à neuf séances d'électrisation au prix de 3 francs l'une.

Le juge de paix approuva cette dépense : « Attendu que le traitement électrothérapique doit être assimilé aux frais pharmaceutiques que le patron intéressé à la guérison du malade est tenu de payer ; qu'il ne saurait se plaindre en effet d'une dépense nécessitée par l'application d'un traitement plus efficace que celui que produiraient les remèdes et médicaments du pharmacien (2). »

Un jugement de justice de paix de Paris en date du 15 octobre 1900 réduit seulement à 2 francs le prix de chaque consultation même avec application d'électricité.

Les soins dentaires, tels que réparation et pose de dents,

---

(1) BOUQUET. — Le médecin et la nouvelle loi sur les accidents. *Thèse*, Montpellier, 1899.

(2) Just. de paix de Grenoble, 10 janvier 1900.

sont compris dans les frais médicaux et pharmaceutiques et dus par le patron (1).

Mais le tribunal de Narbonne a refusé plusieurs fois d'imposer au chef d'entreprise les frais d'un traitement thermal et même le paiement d'une garde-malade (2).

En cas de blessure de l'œil survenue à un ouvrier pendant son travail, les frais de séjour à une clinique ophtalmologique privée sont dus par le patron (3).

(1) Just. de paix de Courbevoie, 8 mai 1900.
(2) Jugements du Trib. civ. de Narbonne des 16 mai et 7 juin 1900.
(3) Cour de Chambéry, 14 nov. 1900.

CHAPITRE VIII

Complications de la blessure.

Les unes sont les conséquences certaines de l'accident,
d'autres n'ont avec l'accident que des rapports indirects,
enfin un troisième groupe est le résultat de la thérapeutique employée (1).

Pour les complications de la première catégorie, celles
qui sont la suite naturelle de l'accident, la responsabilité
du patron est entière.

Un ouvrier tombe sur la tête, il se produit un léger
enfoncement des os du crâne et le blessé devient épilep-
tique, il est désormais atteint d'une incapacité permanente
partielle, le patron doit lui payer une rente égale à la
moitié de la réduction que l'accident aura fait subir au
salaire. Une trépanation heureuse ne libérerait même pas
le chef d'entreprise puisque la jurisprudence admet que le
seul fait d'avoir été trépané entraîne une incapacité permanente partielle (2).

(1) Picqué. — Société de médecine légale. Séance du 14 févr. 1898.
(2) Trib. civ. de Chambéry, 11 janv. 1900.

Le tétanos traumatique, l'érysipèle chirurgical ont presque disparu depuis la vulgarisation de l'antisepsie, nous n'en parlons que pour mémoire.

Dans beaucoup de nos campagnes il est encore d'usage de pratiquer l'hémostase en se servant de pansements aux toiles d'araignée. M. Nocard a rapporté plusieurs exemples de tétanos communiqué au blessé par des toiles d'araignée recueillies dans quelque coin d'écurie (1), la mort qui peut en être l'aboutissant serait presque toujours indépendante du traumatisme, lequel n'est le plus souvent qu'une coupure insignifiante.

L'étendue de la responsabilité patronale est d'ailleurs difficile à bien apprécier dans les complications du second groupe : celles qui ne sont que la conséquence très indirecte de l'accident.

Le principe de Fodéré peut être admis par analogie : « tout ce qui ne dépend pas proprement de la nature de « la blessure ne saurait être imputé à son auteur (2). » L'auteur ici, c'est le patron responsable.

Voici trois exemples faisant application de ce principe, nous les empruntons au livre si documenté du président Sachet (3).

Un maçon se fracture la jambe en tombant d'un échafaudage, transporté à l'hôpital, il y prend la fièvre typhoïde qui détermine une paralysie du bras droit. Son indemnité avait été fixée à raison de la fracture de jambe pourra-t-il après l'attaque de paralysie obtenir une augmentation de pension ? Non, car,

(1) NOCARD, cité par Mégnin in *Eleveur*, 1900, n° 822 p. 472.
(2) FLOQUET. — In *Annales d'hygiène publique et de médecine légale*, 1898, p. 366.
(3) SACHET. — *Op. cit.* n°° 209 et 1013.

cette augmentation de mal n'a pas sa cause dans l'accident, elle n'est pas consécutive à la blessure.

Un ouvrier mécanicien atteint de diabète a un doigt de la main écrasé dans un engrenage, l'amputation du doigt est faite quelques heures après l'accident. Les médecins considèrent la guérison comme certaine, et l'incapacité partielle résultant de la perte du doigt est évaluée d'un commun accord à 1/6 du salaire. Quelque temps après l'ordonnance du président qui constate l'accord des parties, la gangrène se déclare et nécessite l'amputation du bras. Les médecins consultés sur la cause de cette complication l'attribuent au diabète, le montant de la rente primitivement fixé ne sera pas augmenté.

Parmi les victimes d'un accident se trouve un ouvrier déjà atteint d'une maladie telle que l'albuminurie, la cirrhose alcoolique, sa blessure offrait peu de gravité en elle-même mais elle est devenue mortelle par l'effet de l'affection préexistante. Les parents de l'ouvrier décédé dans ces conditions n'auront pas droit à l'indemnité.

La tuberculose articulaire ou osseuse, le sarcome, le goitre exophtalmique (1) évoluant à la suite d'un traumatisme, le retard de consolidation chez un syphilitique n'engagent pas en principe la responsabilité du patron.

Les manifestations hystériques engagent-elles la responsabilité des chefs d'entreprise quand elles surviennent à la suite d'un accident du travail ?

Plusieurs cas peuvent se présenter :

1º *Accident grave* frappant une personne *non entachée d'hystérie* ou chez laquelle l'hystérie ne s'était jamais révélée jusque-là.

(1) Observation Aragon. *Revue critique de médecine et de chirurgie*, 15 oct. 1899.

La manifestation morbide qui en résultera sera probablement l'hystéro-traumatisme c'est-à-dire la névrose qui tient à la fois de l'hystérie et de la neurasthénie. A l'hystérie seront imputables les monoplégies, les contractures, etc., à la neurasthénie appartiendra l'asthénie, les troubles digestifs.

Dans ce cas la responsabilité du patron est la même que celle encourue par les compagnies de chemin de fer vis-à-vis des victimes d'une collision. L'indemnité semble d'autant mieux justifiée que pour certains auteurs allemands, la névrose traumatique ne serait point une névrose proprement dite mais une affection occasionnée par des lésions matérielles des centres nerveux, conséquences directes et immédiates du traumatisme (1).

2° *Accident grave* frappant une *personne manifestement entachée d'hystérie*.

Les troubles nerveux seront plutôt des phénomènes hystériques purs ; monoplégie avec anesthésie absolue de la peau et des tissus profonds, souvent délimitée régulièrement, suivie d'une atrophie rapide, contractures, troubles cérébraux, mutisme, etc.

En pareille circonstance on peut toujours arguer de l'état latent de la névrose, le développement du trouble étant à la merci du moindre événement. Tout ce qui peut impressionner vigoureusement l'esprit du malade est capable d'entraîner la même conséquence.

L'accident grave n'agit *peut-être* pas en tant qu'accident mais comme sensation morale intense. Chez ces ma-

____

(1) Vibert. — *Précis de médecine légale*, 1900, p. 325.

lades la cause la plus fortuite, l'accident le plus bénin peut provoquer la manifestation hystérique. Le tribunal appréciera.

3° *L'accident est insignifiant*, c'est, si l'on veut, une excoriation, une contusion légère.

a) Chez les individus non entachés d'hystérisme, il n'y aura aucun retentissement fâcheux.

b) Chez les personnes qui ont déjà présenté des signes de névrose, il est possible que l'accident banal amène le développement d'un trouble grave produisant l'incapacité de travail. La même manifestation pourrait apparaître à la suite d'une discussion, d'une émotion, d'une frayeur éprouvée par exemple à la vue d'un accident frappant un camarade d'atelier.

La névrose est encore ici à l'état latent et le trouble à l'état potentiel, il est imminent et dépend de la moindre cause provocatrice, il peut survenir en dehors de l'atelier comme pendant le travail. Il est absolument indépendant du fait de l'entrepreneur.

Dans ce troisième cas, deux choses sont donc à envisager : la faible gravité apparente de l'accident et l'hystérie latente. Il conviendra de faire la preuve de l'une et de l'autre.

Pour la seconde les renseignements obtenus sur les antécédents héréditaires du plaignant, la bizarrerie dûment constatée de son caractère, l'état ébranlable de son système nerveux, les troubles antérieurement présentés suffiront à affirmer la tare névropathique. Même en dehors de ces manifestations diverses le retentissement considérable qui suit un traumatisme bénin implique suffisamment l'idée de la névrose.

Pour nous résumer, si un choc grave peut suffire pour entraîner l'hystéro-traumatisme chez un individu à système nerveux peut-être ébranlable, mais qui, sans cette cause, aurait pu rester indemne de troubles névropathiques, le traumatisme léger ne peut avoir de conséquences funestes que si la victime est porteur d'une tare pathologique.

La responsabilité du patron serait engagée dans le premier cas, elle serait à couvert dans le second.

Nous sommes encouragés dans nos conclusions par la marche capricieuse des manifestations hystériques.

Nous verrons bientôt que la révision du montant des indemnités allouées pour incapacité de travail n'est possible que dans le délai de trois ans, or les accidents hystériques peuvent durer plus de trois ans, entraîner pendant cette longue période des paralysies à peu près complètes puis quelquefois disparaître sans laisser de traces. Ainsi les patrons se trouveraient tenus, dans certains cas, d'une rente viagère, peut-être fort élevée, envers des personnes qui n'y auraient plus aucun droit.

Quelle est la conséquence au point de vue responsabilité patronale des complications imputables au delirium tremens, manifestation morbide d'une intoxication éthylique chronique ?

La question a été posée devant le tribunal de St-Quentin, mais en termes si peu précis qu'on ne saurait tirer du jugement des conclusions définitives.

Il s'agissait d'un ouvrier pareur nommé Catry, trouvé par ses camarades étendu auprès de sa machine la jambe droite du pantalon prise dans l'engrenage.

Catry portait une lésion au mollet droit, une autre à la partie postérieure de la tête, le sang coulait abondamment de ses blessures, il avait été brûlé dans le dos par la vapeur s'échappant d'un tuyau.

Le docteur M. ., aussitôt après l'accident rédigea un certificat décrivant les plaies, affirmant que ces lésions étaient la conséquence de l'accident, qu'elles n'étaient aggravées par aucun état constitutionnel, maladie ou infirmité préexistantes, que l'interruption de travail serait de deux semaines environ.

Trois jours après, Catry mourait. Le même docteur M..., qui était à la fois médecin du patron et de la compagnie d'assurances délivra un second certificat, dans lequel il déterminait comme suit la cause du sinistre : « crise épileptiforme d'origine éthylique, est tombé sur son métier à parer, a été légèrement blessé à la tête et a eu le mollet droit pris dans un engrenage, porte une plaie contuse de 0,06 de long limitée à l'épaisseur de la peau, a en plus de légères brûlures au dos, celui-ci ayant porté dans sa chute contre un tuyau de vapeur; est mort le 9 septembre 1899 à une heure et demie dans un accès de delirium tremens ».

Le tribunal a condamné le chef d'entreprise (1), attendu que : victime d'un accident survenu par le fait ou à l'occasion de son travail, Catry a succombé trois jours après, que fût-il mort dans un accès de delirium tremens, comme l'affirme le docteur M..., auteur de deux certificats contradictoires, le décès n'en est pas moins la suite immédiate (2) de sa chute et des lésions qu'elle a produites.

(1) Trib. civil Saint-Quentin, 7 mars 1900.

(2) Nous faisons toutes nos réserves, le delirum tremens pouvant, comme l'a établi M. le professeur Terrier, déterminer les accidents les plus graves, même à la suite de lésions minimes.

L'ivresse, intoxication aiguë, est considérée par la jurisprudence comme faute inexcusable. La faute inexcusable n'enlève pas à l'ouvrier son droit à l'indemnité mais elle permet au juge de diminuer la pension (1).

L'ouvrier qui devient fou à la suite d'un accident industriel et se tue dans un moment de démence, transmet à ses héritiers le droit à l'indemnité, dans toute autre circonstance le suicide du blessé prive sa famille du bénéfice de la loi (2).

Nous venons de passer en revue un certain nombre de complications indirectes des blessures, celles auxquelles s'applique le principe de Fodéré.

Le principe de Fodéré est juste en ce qui concerne le patron, pourquoi le rendre responsable de dommages qu'il n'a point causés ? Si d'autre part on envisage les intérêts de l'ouvrier en apparence compromis, on se rend compte que le principe de Fodéré ne leur cause pas un préjudice aussi grand qu'on pourrait le supposer. C'est lui qui permet aux chefs d'entreprise d'utiliser les ouvriers débiles, malades ou infirmes, qui autrement mourraient de faim ne trouvant à s'occuper dans aucune industrie.

M. Hubert-Valleroux (3) cite à ce sujet un fait bien instructif. « Il existe en Suisse une classe fort intéressante « d'ouvriers, ce sont les crétins du Valais, ces pauvres gens, « robustes de corps, mais incapables de remplir un autre « rôle que celui de manœuvres très surveillés, étaient

(1) Trib. Civ., de Valence, 20 février 1900.
(2) Trib. Civ. Seine, 17 mars 1900.
(3) Contrat de travail, p. 292.

« avant la loi employés en assez grand nombre par quel-
« ques fabricants qui avaient consenti à les prendre à la
« sollicitation des communes, lesquelles sans cela les
« auraient eus à leur charge. Lorsque fut promulguée la
« loi de 1877, les industriels qui les occupaient s'empres-
« sèrent de les congédier parce qu'avec eux les accidents
« étaient plus fréquents qu'avec d'autres. »

Mais le principe de Fodéré est rarement appliqué dans
son inflexible rigueur. Par des motifs d'humanité, que nous
n'avons certes point le courage de blâmer, les tribunaux
admettent souvent que les complications indirectes de
des traumatismes entraînent une responsabilité patronale
atténuée, si la responsabilité encourue est peu considérable il se trouve même des juges qui la laissent toute
entière à la charge du chef d'entreprise.

Voici par exemple un ouvrier ayant subi à la jambe un léger
traumatisme et qui, d'après les prévisions du médecin, devait
reprendre son travail au bout de douze à quinze jours. La guérison est retardée de 3 mois à cause de l'existence de varices à
la jambe blessée. Le juge de paix de Sotteville-les-Rouen lui
accorde l'indemnité temporaire pendant tout le temps qu'a
duré l'incapacité de travail.

Attendu que quelle que soit la science et la sagacité du médecin il est bien difficile sinon impossible de déterminer quelle
est la longueur du temps pendant lequel la guérison a pu être
retardée par suite de l'état antérieur et défavorable du blessé (1).

Nous arrivons au troisième groupe de complications
susceptibles de se produire, celles qui peuvent être attri-

____

(1) Just. de paix de Sotteville-les-Rouen, 26 janvier 1900

buées à une faute de thérapeutique ; abandon du malade, luxation méconnue devenue irréductible etc. Ici la responsabilité du patron disparait pour faire place à la responsabilité du médecin (1). Nous ne voulons pas aborder cette question dont l'étude nous entrainerait en dehors de notre sujet.

(1) BROUARDEL. — *La responsabilité médicale*, p. 24 et suiv.

CHAPITRE IX

Les simulations

La statistique allemande en matière d'accidents du travail relève une augmentation de fraudes au cours de ces dix dernières années. Cette constatation ne saurait nous surprendre venant d'un pays qui n'exige pas de certificat médical à la suite de l'accident industriel (1).

Les dispositions plus prudentes de la loi française ne favorisent guère la fraude et découragent plutôt les simulateurs.

Avant 1898, chaque semaine, de petits patrons signalaient aux compagnies d'assurances comme victimes d'accidents du travail des ouvriers blessés hors de leurs chantiers dans des rixes ou à la suite de chutes en état d'ivresse Ces légers traumatismes ne nécessitant d'ordinaire que deux ou trois jours de repos, les compagnies payaient pour conserver leurs abonnés et éviter des procès Ainsi ces chefs d'industrie peu scrupuleux recouvraient une partie de

(1) Sachet. — *Op. cit*, n° 741.

leurs primes en touchant plusieurs fois par an une indemnité illicite. Aujourd'hui que l'accident du travail entraîne une déclaration à la mairie, la production d'un certificat médical, que les incapacités de plus de quatre jours donnent seules droit à un dédommagement ils ont renoncé à leur supercherie.

Avant l'indemnité forfaitaire, des ouvriers paresseux simulaient une blessure ou exagéraient les conséquences d'un insignifiant traumatisme avec le secret espoir d'obtenir sans rien faire un gain souvent supérieur à leur salaire normal.

Dans la thèse du docteur Vienne se trouve l'observation suivante :

Le nommé Jules D..., âgé de 27 ans, employé à la Compagnie des chemins de fer du Nord, à Lille, est blessé le 29 juin 1891 au médius de la main gauche. Cet homme gagne 3 fr. 50 par jour quand il travaille, à dater de l'accident il reçoit quotidiennement de la Compagnie du chemin de fer une indemnité de 2 francs, il présente en outre une feuille de la Société de secours mutuels de Saint-Maurice-lès-Lille qui lui donne 1 fr. 25 par jour, il fait en plus partie de la Société de secours mutuels d'agents non commissionnés qui lui fait une gratification quotidienne de 2 francs. Grâce à cette ingénieuse combinaison Jules D... arrive à gagner 5 fr. 25 par jour sans travailler, tous frais de maladie payés, alors que son salaire quotidien est de 3 fr. 50 quand il travaille (1).

Ces abus ont à peu près cessé depuis que le blessé industriel est assuré dans tous les cas de recevoir du patron,

(1) Etude sur les blessures simulées dans les centres industriels. *Thèse*. Vienne. Paris, 1892, p. 10.

pendant tout le temps qu'il est obligé de chômer, une indemnité égale seulement à la moitié de son salaire.

Cependant le blessé aura encore intérêt à solliciter du médecin une inutile prolongation de convalescence quand il se sera procuré chez lui, en cachette, un travail dont la rémunération ajoutée au demi-salaire versé par le patron, dépasse le montant de sa paye habituelle.

Il est rare qu'un ouvrier bien portant cherche, par des manœuvres artificielles, à se faire passer pour blessé.

Il arrive fréquemment au contraire qu'un ouvrier malade essaie, pour bénéficier de l'indemnité, de rattacher à un accident la cause de ses souffrances. Qui n'a vu dans les services de chirurgie ces nombreux porteurs d'épididymites blennorrhagiques s'efforçant d'induire le praticien en erreur et de l'amener à poser le diagnostic : orchite d'origine traumatique, affection du reste si rare qu'elle a été mise en doute par quelques chirurgiens français.

Remarquons que l'ouvrier malade peut être de bonne foi en demandant à tort l'application de la loi de 98.

Le docteur Vienne cite le cas d'un manœuvre victime d'une attaque de rhumatisme aigu avec localisation plus spéciale à l'articulation du poignet. L'ouvrier, probablement sincère, attribuait la douleur ressentie à l'effort déployé pour dégager l'extrémité de sa pelle arrêtée par un corps résistant (1).

Le résultat du traitement est alors précieux pour fixer le diagnostic.

1) Vienne. — Op. cit., p. 14.

CHAPITRE X

Consolidation de la blessure (1).

Ce serait une grave imprudence que de fixer, dans les
jours qui suivent l'accident, d'après des présomptions souvent trompeuses, l'étendue de l'incapacité future et la
réduction corrélative du salaire.

Le rapporteur M. Ricard disait à la Chambre avec beaucoup de raison : « Il faut d'abord soigner la victime et la
« guérir s'il est possible. C'est seulement lorsqu'il est cer-
« tain que l'ouvrier ne peut pas être guéri, lorsque la
« blessure est *consolidée*, que le montant de la pension
« devra être fixé. »

Ainsi trois périodes sont à distinguer dans le cas d'incapacité permanente : une première période, dite d'attente,
qui court du moment de l'accident au cinquième jour,

(1) L'expression « consolidation de la blessure » n'a, est-il besoin
de le faire remarquer, rien de médical. Proposée par le rapporteur de
la loi, M. Ricard, elle est passée aujourd'hui dans le langage du Palais.
Elle sert à désigner un stade très important, nous allons le voir,
dans les suites du traumatisme.

pendant laquelle la loi n'accorde à la victime aucune indemnité, — une seconde période, dite d'invalidité, allant du cinquième jour à la consolidation de la blessure, pendant laquelle l'ouvrier a droit à une indemnité journalière égale à la moitié de son salaire, — une troisième période enfin, qui part de la consolidation de la blessure pour durer, sauf revision, toute la vie de l'ouvrier. Le montant de la rente, allouée seulement à partir de la consolidation, varié de la moitié de la réduction du salaire aux deux tiers du salaire annuel suivant que l'incapacité de travail, désormais définitive, est partielle ou absolue.

Il y a donc un intérêt de premier ordre à fixer le plus exactement possible l'époque de consolidation de la blessure.

La blessure sera réputée consolidée le jour où, d'après les constatations médicales, l'ouvrier guéri dans la mesure où il peut l'être, aura été à même de reprendre le travail, qu'il l'ait ou non effectivement repris, ou bien encore le jour où il est désormais certain que travail ne pourra jamais être repris.

Ainsi, c'est un certificat médical et non un acte judiciaire qui va fixer la date de consolidation de la blessure.

La succession d'une infirmité permanente à un état aigu passager est un fait matériel justiciable de l'observation du chirurgien plutôt que d'une décision du magistrat.

Il eût même été dangereux de confier aux tribunaux le soin de fixer l'époque de consolidation de la blessure, car on pouvait craindre à bon droit que le patron ou l'ouvrier, opposés d'intérêt, ne cherchassent par des artifices de procédure à retarder le jugement.

Bien des célibataires sans grands besoins personnels, sans parents à soutenir, préféreraient vivre le plus longtemps possible sans rien faire en se contentant de la moitié de leur paye.

Nous avons déjà vu que des blessés industriels, suffisamment valides, réussissaient à se procurer chez eux un travail facile dont la rémunération, jointe au demi-salaire versé par le patron, leur donnait un total supérieur au chiffre de leur paye ordinaire. Ceux-là ont également avantage à réintégrer l'atelier le plus tard possible.

Au contraire dans le cas d'incapacité absolue, c'est le chef d'entreprise qui est intéressé à reculer la date de la consolidation puisque jusqu'à la consolidation il paie à l'ouvrier seulement la moitié de son salaire, tandis que l'incapacité absolue définitivement établie, il lui en devra les deux tiers.

Autre considération en faveur du certificat médical : il n'est pas rare de rencontrer des hommes courageux, peu sensibles à la douleur, avec cela âpres au gain ou quelquefois chargés de famille. De tels ouvriers n'hésiteraient pas à reprendre le travail sans attendre une cicatrisation complète de leurs plaies, s'exposant ainsi à des complications peut-être plus graves que le traumatisme initial.

Mais le médecin sera souvent embarrassé quand il s'agira de délivrer le certificat de consolidation.

La guérison semblera définitive et cependant le blessé continuera à affirmer des symptômes subjectifs qui dérouteront le praticien.

Le médecin insiste-t-il pour délivrer le certificat, l'ouvrier récalcitrant se procurera une autre attestation affirmant que l'étendue ou même la nature de l'incapacité ne saurait être encore définitivement établie.

Prenons un exemple dans la jurisprudence :

Voici un cocher de Montluçon qui a été frappé par le cheval qu'il conduisait de plusieurs coups de pied dont un lui a brisé la jambe gauche. Trois mois après, le médecin traitant délivre un certificat constatant que le blessé est guéri et peut reprendre son service.

Le cocher affirme au contraire que sa guérison n'est pas complète, que sa jambe gauche manque de force, qu'il a besoin de s'appuyer sur un bâton pour marcher et qu'il souffre encore. Il s'en va à Paris et se soumet à l'examen d'un médecin dont le certificat constate qu'il n'est pas guéri, qu'une ostéite est à redouter et qu'il est exposé à devenir infirme (1).

Désormais patron et ouvrier, que jusqu'à présent nous supposions d'accord, ne peuvent plus s'entendre. Il ne leur reste qu'un moyen pour aboutir : c'est de porter la contestation devant les tribunaux.

Le premier soin des magistrats est habituellement d'ordonner une expertise médicale. Sans entrer dans le détail de la procédure, rappelons que devant les tribunaux civils les experts sont au nombre de un ou trois, qu'à défaut d'entente des parties ils sont nommés par les magistrats que la qualité de Français est exigée (2), que celle de, citoyen ne l'est pas. Par conséquent une femme, docteur en médecine, pourrait être choisie comme expert.

(1) Justice de paix de Montluçon, 23 mars 1900.
(2) Loi du 30 nov. 1892, art. 14. — Contrairement à notre opinion, voy. Moye, *Les expertises médicales devant les tribunaux civils*, 1899, p. 15.

Les experts prêtent serment devant le président ou son dévolutaire, à moins qu'ils n'en soient formellement dispensés.

Auxiliaires de la justice, ils consignent le résultat de leurs travaux dans un rapport dont la valeur est considérable puisque ses conclusions ne sauraient être attaquées que par la voie de l'inscription de faux.

Les constatations de l'expert devront porter sur les points suivants d'après M. Sachet, le président de tribunal expérimenté, auquel nous aimons à recourir dans les passages les plus importants de notre travail (1) :

« 1° Identité de la victime. Le médecin devra indiquer
« les nom, prénoms et âge de la personne dont il décrit
« l'état et s'assurer qu'elle est bien celle qu'il est chargé
« d'examiner ;

« 2° Historique de la blessure et de la maladie consécu-
« tive. Cet historique comportera le résumé succinct de
« l'accident, la description des lésions et l'exposé du trai-
« tement appliqué jusqu'au jour du rapport :

« 3° État du blessé avant l'accident : sa santé et sa cons-
« titution. Avait-il subi antérieurement quelques lésions
« corporelles ou souffrait-il d'une maladie chronique,
« ou d'une infirmité qui ont diminué sa capacité de tra-
« vail ? En cas d'affirmative, en quoi consistait cette infir-
« mité, cette maladie ou cette lésion ?

« 4° L'état morbide de la victime est-il la conséquence
« directe de l'accident ? Ou bien une infirmité ou une ma-

____

(1) Sachet. — *Op. cit.*, n° 845.

« ladie antérieure s'est-elle combinée avec lui et dans
« quelle mesure ?

« 5° Le blessé a-t-il reçu jusqu'à présent les soins que
« comportait son état ?

« 6° A-t-il suivi exactement les prescriptions médicales?
« En cas de négative, sa guérison est-elle retardée ou
« empêchée par ce motif ?

« 7° La blessure est-elle consolidée actuellement. Si
« oui depuis quelle date? Si non, à quelle époque le sera-
« t-elle ?

« 8° Quel traitement le blessé devra-t-il suivre à l'ave-
« nir? A-t-il encore besoin de pansements ou de soins
« continus ?

« 9° La blessure résultant de l'accident entrainera-t-elle
« une incapacité permanente totale de travail ?

« 10° Entrainera-t-elle incapacité permanente partielle?
« *Indiquer dans quelle mesure l'aptitude au travail se*
« *trouvera diminuée* et à partir de quelle époque le blessé
« a pu ou pourra se remettre au travail.

« 11° Entrainera-t-elle une incapacité temporaire? En
« cas d'affirmative, indiquer la date de la guérison ou de
« la reprise du travail. »

Le rapport doit être déposé au greffe dans un délai fixé
par le tribunal. Il est enregistré gratis pas les soins d'un
des experts.

Dans une expertise médico-légale ordonnée par le tribunal civil, la partie défenderesse a-t-elle le droit d'exiger
la présence aux opérations de l'expertise d'un médecin
délégué par elle? A la suite de difficultés multiples, la
Société de Médecine légale consultée à ce sujet a, dans sa

séance du 14 janvier 1901, émis l'avis : « que dans les ins-
« tances civiles il ne saurait être adjoint par les parties aux
« experts commis par le tribunal aucune autre personne
« participant à l'expertise, mais que les parties ont le droit
« soit en personne, soit par un représentant régulière-
« ment muni de leur pouvoir (et qui, bien entendu, peut
« être choisi dans la même profession que les experts), de
« suivre les opérations des experts en faisant tels dires et
« réquisitions que de droit. »

Le patron peut donc se faire représenter à l'expertise
par un médecin de son choix et ce médecin doit être
admis à l'examen corporel du blessé.

L'expert peut recevoir une mission à long terme et être
investi d'un droit de surveillance par rapport à la victime de l'accident.

Par jugement du 7 mai 1900, le Tribunal civil de Nantes statuant à propos d'une arthrite traumatique compliquée d'atrophie musculaire, dit que l'expert M... continuera à voir de temps
en temps L... (l'ouvrier), à lui donner des conseils et des prescriptions pour les exercices auxquels il aura personnellement à
se livrer, à surveiller le traitement des massages ou autre qui
serait fait par L... aux frais de la Société G...

Dit qu'il déposera dans le courant de janvier 1901 un nouveau rapport dans lequel il rendra compte de ce qu'il aura
constaté, surveillé et prescrit, comme aussi des résultats obtenus, qu'il indiquera notamment dans quelle mesure les salaires
de L... lui paraîtraient être réduits à l'expiration des douze
mois (1).

A la différence de plusieurs législations étrangères

(1) Trib. civil de Nantes, 7 mai 1900.

(Italie, Danemark), la loi française ne reconnait pas d'incapacité temporaire partielle.

Quel que soit le degré de gravité de la blessure, l'ouvrier a toujours droit en cas d'incapacité temporaire à la même indemnité : la moitié du salaire journalier.

S'il existe des doutes sur le caractère temporaire ou permanent de l'incapacité et que le blessé soit en état de reprendre son travail, le médecin devra, sous peine de compromettre gravement les intérêts du patron, pronostiquer incapacité permanente partielle, quitte au chef d'entreprise à demander plus tard la revision au cas où le caractère temporaire de l'incapacité apparaitrait nettement.

Un ouvrier, à la suite d'une blessure au médius, a eu un panaris avec phlegmon du doigt. Les médecins commis par le Tribunal de Saint-Brieuc pour savoir si la blessure constituait une infirmité permanente ou une infirmité temporaire répondirent : « Nous pensons que l'infirmité résultant de la lésion sera temporaire et que dans deux ans au maximum il n'en restera pas de trace sérieuse. »

Or, dans l'espèce, si on admettait l'incapacité temporaire, l'ouvrier, payé avant son accident 448 francs, bien qu'il ait repris son métier et que son infirmité soit aussi légère que possible, presqu'insignifiante, toucherait pendant deux ans une indemnité de 224 francs par an. Tandis que si on le juge atteint d'incapacité permanente et qu'on estime généreusement la réduction de salaire à 15 %, il touchera seulement 33 fr. 75 (1).

<hr>

(1) Trib. civ. Saint-Brieuc, 29 mars 1900.

CHAPITRE XI

Honoraires du médecin

Art. 4 : « Le chef d'entreprise supporte les frais médi-
« caux et pharmaceutiques. Si la victime a fait choix elle-
« même de son médecin, le chef d'entreprise ne peut être
« tenu que jusqu'à concurrence de la somme fixée par le
« juge de paix du canton, conformément au tarif adopté
« dans chaque département pour l'assistance médicale
« gratuite. »

La première pensée du législateur avait été de fixer un
maximum au-dessus duquel ne pourraient s'élever les
frais médicaux et pharmaceutiques. Dans le projet voté en
1888, ce maximum était de 100 francs, dans le projet de
1893 on l'avait porté à 150 francs.

L'idée fut plus tard abandonnée, on a craint peut-être
que le maximum ne fût trop souvent demandé, on a fait
remarquer d'autre part qu'à la suite de grands traumatismes, nécessitant une intervention chirurgicale importante, le chiffre de 150 francs constituerait pour le médecin une rémunération insuffisante.

Lors de la promulgation de la loi de 1898, le corps médical fut vivement ému par le texte de l'art 27 : « Les procès-verbaux, certificats etc., sont délivrés gratuitement;» mais on sut bientôt que ce texte vise seulement la gratuité au compte du Trésor, et que les dispositions générales de l'art. 29 ne sont point opposables aux médecins appelés à délivrer les certificats (1).

Quant aux honoraires proprement dits, il faut envisager deux cas :

Ou bien le médecin est demandé par le patron, ou bien il est appelé par la victime.

Dans la première hypothèse, pas de difficulté ; la blessure une fois consolidée, le médecin traitant fait connaître au chef d'entreprise, son débiteur immédiat, le prix de ses soins, fixé comme bon lui semble, sans aucune restriction du fait de la loi.

A partir de la consolidation de la blessure, l'ouvrier désormais créancier d'une rente s'il est atteint d'une incapacité définitive perd son droit au traitement gratuit et le chef d'entreprise cesse d'être responsable vis-à-vis du médecin.

Si la victime continue à demander les conseils du docteur, les médicaments du pharmacien ou les appareils de l'orthopédiste, c'est elle qui devra les payer. Un amputé, par exemple, recevra un pilon articulé à sa sortie de l'hôpital (2), mais quand ce pilon sera usé, il ne pourra en exiger le remplacement aux frais du patron (3).

(1) Lettre du ministre du Commerce et de l'Industrie au docteur Noir, le 12 juillet 1899.
(2) Trib. civ. de Nantes, 7 mai 1900.
(3) Sachet, *op. cit.*, n° 374.

Le chef d'entreprise ne saurait être tenu d'avancer à l'ouvrier les frais d'une opération reconnue nécessaire mais à laquelle le blessé peut refuser de se soumettre (1).

Passons à l'examen de la seconde hypothèse, celle où le médecin est appelé directement par la victime. Ici nous devons être prudents, car le texte de l'art. 4 est formel : « le patron ne peut être tenu que jusqu'à concurrence de la somme fixée par le juge de paix, conformément aux tarifs adoptés dans chaque département pour l'assistance médicale gratuite. » Tous les médecins savent combien ces tarifs sont généralement minimes. S'il fallait en donner une idée, nous n'aurions qu'à citer notre département d'Ille-et-Vilaine où les médecins de l'assistance touchent à forfait 1 franc par an et par indigent inscrit, 1 fr. 50 à la campagne quand ils fournissent les médicaments. Notons que le département d'Ille-et-Vilaine est le trente et unième dans l'ordre de la richesse nationale.

Sans doute quand il s'agit de blessés industriels le médecin n'est pas forcé de se contenter des honoraires fixés par le juge de paix, mais il n'a pour le surplus aucune action contre le patron, il ne pourra que s'adresser à la victime elle-même (2). C'est dire que la plupart du temps sa créance est illusoire.

On conçoit que dans de semblables conditions les praticiens déjà surmenés refusent la clientèle ingrate des blessés industriels d'autant plus que, comme nous l'avons expliqué, il peut, au cours du traitement, se produire telles complications qui engagent la responsabilité du médecin.

(1) Trib. civ. de Doullens, 6 avril 1900.
(2) SACHET. — *Op. cit.*, n° 370.

Le législateur, dit-on, a craint les abus. Il a prévu les cas où des ouvriers, peu soucieux du chiffre des honoraires au paiement desquels ils ne contribuent pas, refuseraient dédaigneusement les soins assurés par l'entreprise pour se confier à des spécialistes, à des célébrités, d'autres fois, faut-il le dire, à des exploiteurs.

Les charges si lourdes de l'industrie ne sauraient se trouver encore accrues par le caprice du blessé, les intérêts du patron sont aussi sacrés que ceux de l'ouvrier, nous ne reprochons point à la loi de 98 de les avoir défendus, nous regrettons seulement que, par un zèle excessif, elle ait sacrifié le médecin en lui imposant, au cas où il est appelé directement par la victime, le tarif des indigents au lieu du tarif ouvrier qui se présentait naturellement à l'esprit. La faculté laissée à la victime de choisir elle-même son médecin risque fort de demeurer ainsi toute théorique car la première chose que fera le praticien appelé près d'un blessé industriel, sera d'obtenir, *par écrit*, du chef d'entreprise l'engagement de payer les frais du traitement. Si le patron refuse, le médecin ne répondra pas à l'appel de l'ouvrier.

Admettons cependant qu'il passe outre et qu'il délivre le certificat, la jurisprudence ne l'autorise même pas à en réclamer le prix au chef d'entreprise, il y a là une dépense supplémentaire, née de la volonté de l'ouvrier, qui doit rester en dehors des honoraires et à la charge de la victime. En revanche le tarif de l'assistance médicale gratuite n'est pas applicable à ce certificat et le médecin qui l'a établi est libre d'en fixer le coût à son gré.

Un ouvrier atteint d'une simple incapacité temporaire se fait délivrer deux attestations par des médecins de son choix, chacun de ces médecins évalue à 40 francs le prix de son certificat.

Le tribunal civil d'Alais a jugé que l'ouvrier devait seul supporter les frais de délivrance de ces pièces et que le prix devait en être accepté sans vérification (1).

Il existe plusieurs départements, entre autres la Seine, où l'Assistance médicale gratuite n'a pas de tarif à la visite. Le médecin se trouve alors dans une situation plus favorisée parce que le juge de paix taxe les consultations d'après le tarif ouvrier : 3 francs pour la visite simple, 5 francs pour la visite comportant des frais de petite chirurgie, en province environ 2 francs par visite.

Habituellement le chef d'entreprise se décharge des frais et médicaux et pharmaceutiques en s'affiliant à une Société de Secours mutuels ou en s'abonnant à une Compagnie d'assurances. C'est avec l'une de ces Sociétés que le médecin appelé à donner des soins aux blessés industriels entrera le plus souvent en rapport.

Depuis vingt ans les Sociétés de Secours mutuels ont pris un essor considérable. Au 31 décembre 1895, elles étaient déjà au nombre de 10,588 comprenant 1,600,000 membres avec un avoir personnel de 227 millions et une moyenne de recettes annuelles de 24 millions (2).

La loi du 9 avril 1898 les autorise à faire bénéficier leurs membres des soins médicaux et pharmaceutiques pendant

(1) Trib. civ. d'Alais, 8 févr. 1900.
(2) *Thèse* Le Normant de Kergré. Statistique extraite du *Bulletin de l'office du travail*, 1898.

les trente, soixante et quatre-vingt-dix premiers jours à partir de l'accident. Leur contrôle sévère déjoue les simulations, leur surveillance souvent plus active et plus efficace que celle du patron réprime les abus.

La plupart des Sociétés de Secours mutuels ont leurs médecins attitrés. Cette faculté leur a été reconnue par l'arrêté ministériel du 16 mai 1899. Il en résulte que les blessés qui recourent au service médical organisé par la Société renoncent par là même au droit de choisir leur médecin.

Avant 1898 beaucoup de Sociétés de Secours mutuels ne garantissaient à leurs membres que les frais de maladie, la loi sur les accidents du travail est venue ajouter à leurs charges les soins consécutifs aux blessures. Quelques Sociétés ont alors tenté de faire rentrer les honoraires pour interventions chirurgicales dans leur chapitre général « soins médicaux et pharmaceutiques ». Cette prétention est inadmissible, elle a été condamnée par les tribunaux, sauf conventions particulières les frais chirurgicaux doivent toujours être comptés en dehors des abonnements (1).

Si nous passons des Sociétés de Secours mutuels aux Compagnies d'assurances-accidents nous voyons les rapports du médecin devenir de plus en plus difficiles. Nous assistons à des discussions souvent acerbes auxquelles nous nous garderons bien de prendre part.

Avant 1898 les Compagnies d'assurances payaient habi-

____

(1) *Les soins chirurgicaux dans les Sociétés de Secours mutuels*. In *Concours Médical*, 1899, n° 35, p. 419.

tuellement leurs médecins à la visite et le prix de la consultation était, en province, de 2 francs en moyenne.

Depuis la nouvelle loi presque toutes les Compagnies ont adopté le tarif à forfait : 10 francs environ par blessé, soins et certificats compris, frais chirurgicaux en plus. Pour les opérations, dans les sinistres graves, le prix en est remboursé aux chirurgiens « conformément aux prescriptions de la loi » disent beaucoup de polices d'assurances, ce qui signifie simplement que les Compagnies entendent pour ces frais supplémentaires se rapprocher autant que possible du tarif des indigents.

Le forfait de 10 francs étant selon elles rémunérateur pour les accidents peu graves qui sont les plus nombreux (87 %), une compensation s'établit vis-à-vis des gros sinistres pour lesquels le forfait pourrait paraître minime.

Parfois, il est vrai, le médecin ne verra le blessé industriel que pour lui délivrer les deux attestations exigées par la loi : le certificat pour la mairie et le certificat de consolidation. Entre temps l'ouvrier se présentera peut-être une ou deux fois au cabinet du médecin, aux heures de sa consultation. Alors le prix de 10 francs est suffisant, il n'est pas excessif, rappelons que chaque certificat est payé 5 francs dans les hôpitaux de Paris.

Mais à côté de ces petits accidents sans soins consécutifs il en est une multitude d'autres qui, sans être très graves, nécessitent un traitement plus ou moins long, souvent pénible.

Un honorable docteur remplaçant un de ses confrères, médecin de compagnie d'assurances, nous citait il y a peu de jours l'exemple d'un blessé industriel, demeurant à l'extrémité d'un faubourg. Toutes les semaines il fallait faire à cet ouvrier trois pansements compliqués, chaque pansement avec la toilette indispensable de la plaie durait environ une demi-heure.

Outre leur tarif par trop réduit on reproche encore à beaucoup de compagnies d'assurances de ne pas savoir à l'occasion défendre les intérêts de leurs médecins, mais de les abandonner au contraire à la première difficulté.

Nous avons exposé le mal, tâchons de trouver le remède. Comment obliger les compagnies à assurer aux praticiens appelés à soigner les ouvriers victimes d'accidents du travail une juste rémunération de leurs peines et de la responsabilité qu'ils encourent ?

Plusieurs moyens ont été proposés, ils nécessitent une entente de tous les médecins sans exception.

On a prôné la constitution de sociétés financières, véritables compagnies d'assurances-accidents, commanditées par les médecins. Quelques-unes de ces sociétés fonctionnent, paraît-il, déjà à l'étranger (1). Nous ne chercherons pas à dissimuler le peu de confiance que nous inspire une entreprise aussi hasardeuse. Nous redoutons que des circonstances défavorables n'arrivent à placer le médecin dans telle situation où sa dignité professionnelle pourrait se trouver compromise.

Bien préférable serait l'adoption d'un tarif unique modéré tout en étant suffisamment rémunérateur, adopté

(1) Sociétés médicales d'assurances en Belgique in *Concours médical*. 1899, n° 30, p. 356.

loyalement par tous les praticiens, imposé à toutes les compagnies.

Le tarif élaboré par l'Association des médecins de la Gironde semble satisfaire à ces conditions. Il a été soumis à l'approbation de toutes les sociétés médicales de France, nous croirions commettre une omission regrettable en ne le reproduisant pas, ne fût-ce qu'à titre de simple document.

TARIF DES HONORAIRES MÉDICAUX EN CAS D'ACCIDENTS.

(Application de la loi du 9 avril 1898.)

1° Constatation d'accident avec certificat de déclaration à la mairie, duplicata pour la compagnie et certificat de guérison sans soins médicaux..... 10 fr.

2° Honoraires dans le cas d'accident avec soins médicaux mais sans intervention chirurgicale d'aucune sorte........................... 15 fr.

3° Honoraires dans le cas d'accidents avec soins médicaux et intervention de petite chirurgie....... 20 fr.

En cas d'intervention de grande chirurgie le chiffre de 20 fr. sera majoré du chiffre correspondant au tarif de grande chirurgie établi plus bas.

4° Certificat supplémentaire délivré pendant le traitement........................... 5 fr.

Petite chirurgie. — Sont considérés comme opérations de petite chirurgie les interventions suivantes : Incisions, débridements, ponctions au bistouri ou au thermo-cautère, anesthésie locale, rapprochement des plaies par suture simple, arrachement des ongles détachés, extraction de corps étrangers superficiels, ablation d'esquilles libres, section de parties molles condamnées, hémostase (sauf les ligatures de certaines artères prévues au tarif de grande chirurgie), massage, électrisation, saignée, application de ventouses, pansements de brûlures, traitement de l'asphyxie, évacuation de foyers sanguins, taxis, réduction des luxations des doigts (sauf le pouce porté en grande chirurgie), réduction de luxation des orteils, injections sous-cutanées (morphine, caféine, sérums, etc), extraction de corps étrangers de l'œil, cautérisation par les caustiques, application de pointes de feu, cathétérisme des voies urinaires, extraction de corps étrangers du nez ou de l'oreille, avulsion des dents.

Tarif de grande chirurgie

(Dont le prix vient s'ajouter au tarif à forfait inscrit plus haut.)

Luxations

Pouce, mâchoire inférieure, poignet	10 fr.
Coude, épaule	30 —
Pied	20 —
Genou	40 —
Hanche	80 —

Fractures

Crâne (ablations d'esquilles, fractures de la base)	20 fr.
Trépanation	50 —

Os de la main....................	10 fr.
Os du pied....................	15 —
Côtes....................	10 —
Maxillaire inférieur, clavicule.....	20 —
Extrémité inférieure du radius....	10 —
Avant-bras....................	15 —
Coude....................	30 —
Bras....................	25 —
Epaule....................	30 —
Pied (intéressant l'articulation tibio-tarsienne)....................	50 —
Péroné....................	20 —
Jambe....................	40 —
Rotule....................	50 —
Fémur (diaphyse)....................	80 —
Fémur (extrémité supérieure).....	100 —
Bassin....................	40 —
Colonne vertébrale....................	100 —
Pour les fractures compliquées quel que soit le siège de la fracture il sera perçu en plus....................	20 —

Amputations et désarticulations

Doigts, orteils....................	15 fr.
Métacarpiens, métatarsiens.......	20 —
Poignet, avant-bras....................	40 —
Coude, bras....................	60 —
Epaule....................	100 —
Pied....................	50 —

Jambe...... .... 80 fr.

Genou, cuisse .... 100 —

Hanche...................... 150 —

Ligatures d'artère

Sous-clavière, iliaque externe..... 60 fr.

Humérale, fémorale, poplitée..... 40 —

Cubitale, radiale, tibiale, péronière 20 —

Opérations diverses

Suture de tendons, sutures de nerfs. 50 fr.

Urétrotomie externe............. 100 —

Ponction de la vessie (la première). 20 —

— — — (les suivantes). 10 —

Kélotomie, trachéotomie .... 100 —

Laparotomie................... 200 —

Extraction de corps étrangers des

tissus profonds.............. 30 —

Thoracentèse................... 30 —

Paracentèse (la première)........ 20 —

— (les suivantes)........ 10 —

Phlegmon diffus (incisions multiples

et drainage)................. 30 —

Plaies étendues du crâne ou de la

face....................... 10 —

Brûlures étendues du troisième au

cinquième degré, traitement.... 30 —

Anesthésie générale (pour les cas

de petite chirurgie)............ 10 —

Anesthésie générale (pour les cas de
grande chirurgie)............. 20 fr.
Première visite d'urgence de nuit.. 5 —

Consultations entre confrères

Pour chaque médecin consultant... 10 fr.
Assistance et coopération à une opération de grande chirurgie, le tarif
pour chacun des aides sera :
Opérations tarifées jusqu'à 40 fr... 10 fr.
Opérations tarifées au-dessus de
40 fr....................... le 1/4 du tarif

Spécialistes : Honoraires à débattre :

Lésions multiples : Tarif entier pour la plus grave,
réduit de moitié pour les autres ;

Frais de déplacements : Dans le cas où le blessé
habite en dehors de la résidence du médecin, il est alloué
0 fr. 50 par kilomètre à l'aller.

En attendant que les diverses associations et syndicats
médicaux se mettent d'accord sur l'adoption du tarif
girondin ou de tout autre, nous pensons qu'il y a urgence
à solliciter des Conseils généraux le relèvement dans
chaque département du tarif de l'assistance médicale.

Les honoraires du médecin désigné par le juge de paix,
les honoraires des experts doivent être admis en taxe,
d'après les tarifs civils, comme en toute autre matière
judiciaire.

Le médecin a naturellement une action directe contre le
patron qui l'a demandé pour son ouvrier blessé. Il semble

que le praticien même appelé par la victime ait encore
pour le paiement de ses honoraires, réduits conformément
à l'art. 4 § 2, une action directe contre le chef d'entreprise (1).

Dans tous les cas la victime de l'accident a un privilège
sur les meubles du patron pour le paiement des frais médicaux et pharmaceutiques (art. 23) (2). Le blessé doit four-
nir de ces frais une note détaillée, en aucun cas il ne peut
prétendre à l'allocation d'une somme globale fixée plus ou
moins arbitrairement (3).

Toutes les contestations relatives au paiement des frais
médicaux et pharmaceutiques doivent être portées devant
le juge de paix qui décide en dernier ressort quelque soit
le chiffre de la réclamation (4).

A la suite d'un accident entraînant incapacité temporaire,
les ouvriers étrangers, blessés en France, mais ne résidant
point sur le territoire français ou cessant d'y résider, ont
les mêmes droits que les ouvriers français. S'ils ont fait
choix de leur médecin, le chef d'entreprise ne peut être
tenu que jusqu'à concurrence de la somme fixée par le
juge de paix conformément au tarif adopté pour l'Assistance médicale gratuite dans le département où s'est
produit l'accident (5).

(1) Just. de paix du Havre, 21 nov. 1899.
(2) Le privilège de l'art. 2101, Code Civil.
(3) Trib. civil de Narbonne, 6 juin 1900.
(4) Loi du 9 avril, art. 15.
(5) Avis du Comité consultatif, 7 février 1900.

L'incapacité est-elle permanente, les ouvriers étrangers qui cesseront de résider sur le territoire français recevront pour toute indemnité un capital égal à trois fois la rente qui leur avait été allouée (1).

(1) Art. 3 c., par. 4 de la loi du 9 avril 1898.

CHAPITRE XII

La Revision.

La revision n'est pas une voie de recours, elle suppose un fait nouveau dont la survenance est susceptible de modifier la décision des premiers juges.

Le fait nouveau consiste nécessairement ici dans une aggravation ou une atténuation de l'infirmité ou bien encore dans le décès de la victime quand ce décès est la conséquence de l'accident.

Les modifications dans l'état de santé du blessé ne sauraient être établies que par une expertise médicale.

L'expert appelé à se prononcer sur l'aggravation d'une infirmité ne manquera pas de se faire représenter tout d'abord les pièces du premier procès.

Il puisera ses meilleurs renseignements : 1º Dans le certificat délivré pour la mairie le jour ou au plus tard le lendemain de l'accident, certificat qui devait déjà prévoir conformément à l'art. 11, paragraphe 2, les suites probables de la blessure.

2° Surtout dans le certificat de consolidation où se trouve minutieusement décrit l'état de l'ouvrier au moment de la fixation de la rente ou de la reprise du travail.

Le médecin désigné par le tribunal profitera encore de l'enquête du juge de paix, des expertises antérieures s'il y en a eu, etc.

Une fois en possession de ces commémoratifs, l'expert consacrera tous ses soins à déterminer l'état actuel de l'ouvrier. Pour cela il pourra, il devra même généralement procéder à plusieurs examens du blessé (1).

Il se méfiera des dires de la victime qui essayera peut-être de mettre sur le compte du traumatisme une ankylose, une suppuration osseuse sans rapport avec l'accident. Cette fraude souvent tentée constitue ce qu'on appelle une substitution d'origine.

D'autres fois l'ouvrier exagérera à dessein les symptômes subjectifs ou l'impotence fonctionnelle.

Tout en cherchant à faire une lumière complète l'expert se souviendra « que la personne examinée ne saurait être « contrainte à se soumettre à des épreuves qu'à tort ou à « raison elle considère comme dangereuses pour sa vie ou « sa santé. » Ainsi on ne pourrait sans son consentement anesthésier un malade pour apprécier la nature et le degré d'une contracture.

M. le professeur Brouardel dans son savant traité « La Responsabilité médicale » cite une décision judiciaire intéressante au sujet de la radiographie.

Dans une affaire de blessure le défendeur demandait à la

____

(1) BROUARDEL. — *La Responsabilité médicale*, p. 288.

Cour d'appel de Lyon de déclarer nul et de nul effet le rapport du médecin expert parce que celui-ci ayant fait photographier le membre blessé par un spécialiste (docteur en médecine) aurait par ce fait délégué les pouvoirs d'expert à une tierce personne.

La Cour rejeta cette prétention comme n'étant pas fondée.

Attendu qu'en chargeant une tierce personne de photographier le membre blessé au moyen des rayons Rœntgen l'expert n'a confié à cette personne qu'une opération purement matérielle, pour laquelle le photographe n'avait aucune appréciation à faire et ne participait en rien par conséquent de la mission de l'expert.

Que le photographe l'eût-il voulu ne pouvait modifier ni dans un sens ni dans l'autre le résultat de l'opération ;

Que dans l'espèce les pouvoirs confiés à l'expert étaient aussi larges que possible ;

Enfin que c'était bien son opinion personnelle que l'expert avait indiquée dans son rapport sur le vu de la photographie tirée au moyen des radiations Rœntgen (1).

La radiographie, on le voit, est appelée à devenir pour l'expert un précieux moyen de vérification, mais à une condition, bien entendu, c'est que comme dans le procès de Lyon aucun doute ne puisse s'élever sur la bonne foi de l'opérateur.

L'expert constate-t-il, une aggravation il va lui falloir se prononcer encore sur les causes qui ont déterminé cette

(1) BROUARDEL — *La responsabilité médicale*, page 290.

aggravation, car si elle est due uniquement au refus opposé par la victime de se laisser soigner ou de se laisser faire une opération reconnue nécessaire, la revision n'est pas possible (1).

Pour prendre un exemple : M. Mackensie (2) a démontré que dans l'ophtalmie sympathique la perte de l'œil sain était la conséquence d'une affection de l'œil blessé et que l'énucléation de l'œil perdu, pratiquée en temps utile, empêchait à peu près à coup sûr cette redoutable complication.

Ne pourrait donc obtenir la revision l'ouvrier devenu borgne à la suite d'un traumatisme industriel et qui plus tard serait atteint d'ophtalmie sympathique, après avoir, malgré les avis pressants du chirurgien, refusé énergiquement l'opération préservatrice.

Nous n'osons trop nous avancer sur ces questions théoriques qui n'ont pas encore fait l'objet de décisions de justice, cependant nous savons que l'ouvrier qui s'est soumis sans réserve à une première opération ne saurait être tenu d'en accepter une seconde (3).

Si l'aggravation est due pour partie à un défaut de soins imputable au blessé et pour partie aux effets naturels de l'accident, le tribunal doit évaluer cette dernière part qui seule servirait de base à la fixation de la rente supplémentaire (Sachet) (4).

Ce principe s'appliquerait au blessé atteint d'ankylose

---

(1) Sachet. — *Op. Cit.*, n° 1011.
(2) Cité par Tillaux. — *Traité de Chirurgie clinique*, t. i, p. 193
(3) Trib. civil de Vannes, 9 août 1900.
(4) Sachet. — *Op. Cit.*, n° 1011.

faute d'exécuter les mouvements gradués conseillés par le médecin.

En cas de décès les ayants-droit de l'ouvrier qui succombe sont admis à demander la revision. L'expert devra dire si la mort est la conséquence certaine et *immédiate* de l'accident.

Dans le cas où le décès de la victime aurait été déterminé en partie par défaut de soins à elle imputable, et en partie par l'accident, l'action serait recevable, toutefois la pension pourrait être modérée s'il était démontré que le refus de se laisser soigner ou opérer est constitutif d'une faute inexcusable (Sachet).

Le Code civil accordait au blessé seulement le droit de demander la revision, la loi de 1898 innove en donnant la même faculté au patron ou à son substitué, la compagnie d'assurances, lesquels peuvent aujourd'hui réclamer une expertise aux fins d'établir une atténuation dans l'infirmité de la victime ou même sa guérison complète. Alors l'indemnité est supprimée ou diminuée.

Dans la loi norvégienne les modifications d'indemnité ne sont pas réclamées aux tribunaux de droit commun, mais à une commission arbitrale siégeant à Christianna, et composée de 7 membres : un juriste, un médecin, un ingénieur, deux patrons et deux ouvriers.

Une disposition analogue existe dans plusieurs législations étrangères.

En France le délai pour la revision est de trois ans à partir du règlement définitif de la rente. La loi de 1898

(1) Loi, norvégienne du 23 juillet 1894, art. 19.

créait des obligations nouvelles à la charge des chefs d'entreprise, comme correctif elle a jugé à propos de limiter quant au temps leur responsabilité.

Peut-être quelques rares complications peuvent-elles encore se produire au delà du délai fixé par le législateur.

Nous lisons dans le Traité de chirurgie clinique de M. le professeur Tillaux, à propos des abcès du crâne :
« Le blessé est guéri depuis longtemps déjà, il n'y
« a d'ailleurs pas eu de désordre extérieur apparent,
« et voilà que longtemps après, quelquefois plusieurs
« années (dix ans, Dupuytren), des symptômes cérébraux
« apparaissent peu à peu et finissent par acquérir une
« grande intensité : troubles de la mémoire, de l'intelli-
« gence, paralysies partielles, convulsions épilepti-
« formes, etc. »

Il ne serait certainement pas impossible de citer d'autres exemples.

L'Allemagne, l'Angleterre, l'Autriche décident que les rentes allouées en matière d'accidents non suivis de mort sont toujours revisables.

Il en résulte une incertitude perpétuelle aussi préjudiciable aux ouvriers qu'aux patrons : malgré ses inconvénients, il faut bien le dire exceptionnels, la disposition de la loi française est assurément préférable.

---

(1) TILLAUX. — *Op. cit.*, 1, p. 57.
Voy. aussi : VIGNARD. Fracture du crâne, ostéite suppurée, hémiplégie complète avec aphasie *plus de trois ans* après le traumatisme, in *Gazette médicale de Nantes*, 1899, n° 14, p. 107.

CONCLUSIONS

I. — Nous voyons avec regret la loi de 1898 laisser en dehors de son champ d'application les maladies professionnelles. Nous voudrions que, comme en Suisse, les ouvriers manipulant chaque jour des substances toxiques, et surtout le plomb, soient protégés contre les dangers d'une industrie qu'ils font vivre.

II. — Les manifestations morbides telles que hernies, lumbagos, etc..., peuvent et doivent même être considérées comme donnant droit à l'indemnité *lorsqu'elles surviennent brusquement par le fait du travail ou à l'occasion du travail.*

En ce qui concerne particulièrement la hernie, on ne saurait arguer de la simple probabilité d'une prédisposition anatomique pour priver l'ouvrier blessé du bénéfice de la loi de 1898.

Lorsqu'un doute s'élève sur l'origine professionnelle de la manifestation morbide, c'est à l'ouvrier d'établir que l'affection dont il souffre résulte de son travail.

III. — Les complications *directes* du traumatisme engagent seules, en principe, la responsabilité du patron.

IV. — Pour le recouvrement des honoraires nous souhaitons :

1° La substitution d'un tarif ouvrier au tarif des indigents imposé par la loi quand le blessé fait choix de son médecin.

2° L'entente entre les associations et syndicats médicaux de France pour contraindre les compagnies d'assurances à allouer au chirurgien des honoraires modérés mais suffisamment rémunérateurs.

V. — Nous approuvons la proposition de MM. Dubuisson, Coutant, Zévaès et dix autres de leurs collègues tendant à obliger les compagnies d'assurances à laisser l'ouvrier libre de choisir son médecin et à ne point lui imposer un médecin désigné par elles.

INDEX BIBLIOGRAPHIQUE

A

Allemagne. — Loi du 6 juillet 1884 sur l'assurance contre les accidents. In *Annuaire de législation étrangère*, 1885, p. 121.
— Loi du 15 juin 1883 concernant l'assurance des ouvriers contre les maladies. In *Annuaire de législation étrangère*, 1884, p. 119.

Autriche. — Loi du 28 décembre 1887 sur l'assurance des ouvriers contre les accidents. In *Annuaire de législation étrangère*, 1888, p. 443.

Aragon. — Goitre exophtalmique post-traumatique. In *Revue critique de médecine et de chirurgie* du 15 octobre 1899.

B

Baudouin et Rodiet. — La lutte contre les accidents. Comment on défend la vie humaine contre les traumatismes. *Édit. Méd. franç.* Paris, 1900.

Baudry. — Amaurose simulée. In *Annales d'hygiène publique et de médecine légale.* 1893, p. 380.

Berger. — Article « hernies ». In *Traité de chirurgie de Duplay et Reclus.*

Bert. — *Revue judiciaire des accidents du travail*, 1900 et 1901.

Bielefeldt. — Du traitement médical des ouvriers assurés contre les accidents et contre l'invalidité en Allemagne. Berlin, Asher et Cie, 1900.

Bouquet. — Le médecin et la nouvelle loi sur les accidents. *Thèse*, Montpellier, 1899.

Brouardel. — *La responsabilité médicale*, 1898.

— *Les asphyxies par les gaz, les vapeurs et les anesthésiques*, 1896, page 138.

Butruille. — La hernie est-elle un accident? In *Echo médical du Nord*, 1900, n° 50, p. 575.

C

Cezilly. — L'essai loyal de la loi sur les accidents du travail. In *Concours médical*, 1899, n° 30, p. 350. — Le médecin de l'assistance devant la loi sur les accidents. In *Concours médical*, 1900, n° 12, p. 142.

Courgey. — Loi du 9 avril 1898. In *Concours médical*, 1899, n° 51, p. 609.

Crouzet. — La loi sur les accidents du travail au syndicat des médecins du Hâvre, In *Bulletin off. de l'Union des Syndicats médicaux de France*, 1900, n° 3, p. 36.

Cuylits. — Sur les rapports des médecins avec les mutualités. Rapport au 1er congrès international de médecine professionnelle et de déontologie. Paris, Masson et Cie, 1900.

D

Dalloz. — *Jurisprudence générale*, 1864. Ouvriers, n° 108. — *Id.*, 1900, xi, 2, p. 263,

Danemark. — Loi du 15 janvier 1898 sur la responsabilité en cas d'accidents,

Dehenne. — De l'acuité visuelle au point de vue médico-légal et au point de vue des Compagnies d'assurances. Société d'ophtalmologie de Paris. Séance du 8 janvier 1901. In *Presse médicale*, n° 5, S. 24.

Deschamps. — Comment apprécier l'incapacité partielle et permanente de travail qui succède aux blessures de l'œil. In *Dauphiné médical*, novembre 1900.

Descoust. — Complications en matière d'accidents. Société de de médecine légale. Séance du 14 février 1898. *Annales d'hygiène publique et de médecine légale*, p. 367.

Duchesne. — Exercice de la médecine par les étrangers. La pratique de la médecine sur les frontières. In *Bulletin off. de l'Union des Syndicats médicaux de France*, 1901, n° 2, p. 34.

Ducloux. — Les honoraires du chirurgien d'hôpital dans la loi sur les accidents. In *Concours médical*, 1900, n° 41, p. 491 et n° 51, p. 624.

E

Espagne. — Loi du 30 janvier 1900 sur la responsabilité des accidents du travail. In *Bulletin de l'office du travail*, 1900, p. 375.

F

Fabre. — De l'hystéro-neurasthénie traumatique devant la loi, dans les accidents de chemin de fer, 1893. *Thèse*, Paris.

Féolde. — Accidents du travail et assurances contre les accidents, 1899.

Floquet. — En matière d'accidents les complications (mort ou infirmités) qui ne sont pas les conséquences directes et naturelles de l'accident entraînent-elles complètement la responsabilité de l'auteur ? In *Annales d'hygiène publique et de médecine légale*, 1898, p. 366.

France. — Loi du 9 avril 1898 concernant la responsabilité des accidents dont les ouvriers sont victimes dans leur travail. (*Journal off.* du 10 avril 1898.)

— Loi du 30 juin 1899 concernant les accidents causés dans les exploitations agricoles, par l'emploi des machines mues par des moteurs inanimés. (*Journal off.*, 1er juillet 1899.)

G

GALIBERT. — Les soins chirurgicaux dans les Sociétés de secours mutuels. In *Concours médical*, 1899. n° 35, p. 419.

GIRAUD. — Etude sur les blessures simulées dans l'industrie. *Thèse*, Lille, 1893.

GRANDE-BRETAGNE. — Loi du 6 août 1897 sur la réparation des accidents du travail. In *Annuaire de législation étrangère*, 1898. p. 18.

GROUHEL. — Etude médico-légale des maladies post-traumatiques. *Thèse*, Lille, 1896.

H

HOUEIX DE LA BROUSSE. — Des ecchymoses spontanées dans la neurasthénie. *Thèse*, Paris. 1898.

HUBERT-VALLEROUX. — Etude sur la responsabilité en matière d'accidents du travail dans les diverses législations de l'Europe. In *Bulletin mensuel de la Société de législation comparée*, février 1899, p. 116.

I

ISSAURAT. — Question à propos de médecins de compagnies d'assurances contre les accidents. In *Journ. de médecine de Paris*, 1900, 2, S, xi, p. 7.

ITALIE. — Loi du 17 mars 1898 sur les accidents du travail. In *Bulletin de l'Office du travail*, année 1898. p. 611.

J

JACQUEY. — La hernie est-elle un accident du travail ? In *Echo médical du Nord*, 1900, n° 50, p. 580.

JEANNE. — Médecins et compagnies d'assurances-accidents. Rapport à la xxi° assemblée générale de la Société civile du *Concours médical*, 1900, n° 48, p. 584.

JOUON. — Accidents du travail. Responsabilité patronale dans un cas de hernie. In *Gazette médicale de Nantes*. 1900, n° 21, p. 158.

L

LANDE. — Rapport à l'assemblée générale de l'Union des syndicats médicaux de France, le 21 nov. 1899, au sujet de la loi sur les accidents du travail. *Progrès médical*, 1900.

— Les soins chirurgicaux et les Sociétés de secours mutuels. In *Journal de médecine de Bordeaux*, du 30 juillet 1899.

LE FILLIATRE. — Observations sur la nouvelle loi sur les accidents du travail. In *Bulletin off. de l'Union des syndicats médicaux de France*, 1900, n° 6. p. 66.

LEMIÈRE. — La nouvelle loi sur les accidents. *Gazette médicale de Nantes*, 1899. p. 390 et 410.

LE NORMANT DE KERGRÉ. — Du risque professionnel dans la loi du 9 avril 1898 sur les accidents du travail. *Thèse doctorat en droit*, Rennes, 1899.

LEREBOULLET. — Les honoraires pour soins donnés en cas d'urgence. *Bulletin off. de l'Union des syndicats médicaux de France*, 1899, n° 3, p. 33.

LEVASSEUR. — *L'Ouvrier américain*. 1898 : t. i, p. 145 ; t. ii. p. 21.

LISTE PAR ORDRE ALPHABÉTIQUE des professions assujetties au risque professionnel d'après le ministère des Finances. (Instruction ministérielle du 10 octobre 1899.)

LOUBAT. — *Traité sur le risque professionnel*. 1900.

M

R. Marcel. — *Annales d'hygiène publique et de médecine légale*, août 1898.

Merveille. — Société médicale d'assurances en Belgique. In *Concours médical*, n° 30, p. 356.

Ministère du Commerce. — Division de l'assurance et de la prévoyance sociales :

1° *Bulletin de l'Office du travail* (années 1898, 1899, 1900, 1901) contient entre autres documents les avis du Comité consultatif des assurances contre les accidents du travail.

2° *Lois, règlements et circulaires*, février 1900.

3° *Accidents du travail. Jurisprudence*, t. i, mars 1900, t. ii, mai 1900, t. iii, déc. 1900 :

Liste des principaux jugements analysés ou rapportés dans notre travail :

Cour d'appel Besançon, 6 mai 1901. *L'incapacité absolue au sens de la loi de 1898.*

Trib. civ. de Saumur, 23 nov. 1899. *Insolation.*

Trib. civ. de Rennes, 23 mars 1900. *Insolation.*

Trib. civ. de Valenciennes, 10 août 1900. *Hernie.*

Trib. civ. d'Aubusson, 14 août 1900. *Hernie.*

Trib. civ. de Nancy, 21 mai 1900. *Hernie.*

Trib. civ. de Valenciennes, 26 juillet 1900. *Hernie.*

Trib. civ. de Chambéry, 11 août 1900. *Frais d'hospitalisation.*

Trib. civ. de Vienne, 1er février 1900. *Frais d'hospitalisation.*

Trib. civ. de Grenoble, 31 mai 1900. *Frais d'hospitalisation.*

Trib. civ. de St-Etienne, 25 juin 1900. *Frais d'hospitalisation.*

Trib. civ. de la Seine, 6 janv. 1900. *Autopsie. Autorisation.*

Trib. civ. de la Seine, 3 févr. 1900. *Exhumation. Refus.*

Trib. civ. d'Uzès, 30 mai 1900. *Exhumation sans autorisation. Autopsie.*

Trib. civ. des Sables d'Olonne, 3 juillet 1900. *Incertitude sur la cause de la mort.*

Trib. civ. de Tarascon, 23 mars 1900. *Infirmité préexistante.*

Trib. civ. de la Seine, 2 juin 1900. *Infirmité préexitante.*

Trib. civ. de Versailles, 11 janv. 1900. *Cas exceptionnel d'incapacité permanente absolue.*

Trib. civ. de la Seine, 4 août 1900. *Perte de plusieurs dents. Incapacité temporaire.*

Trib. civ. de Narbonne, 16 mai et 7 juin 1900. *Traitement thermal. Garde malade. Refus.*

Trib. civ. de St-Quentin, 7 mars 1900, *Delirium tremens.*

Trib. civ. de Valence, 20 févr. 1900. *Ivresse.*

Trib. civ. de la Seine, 17 mars 1900. *Suicide.*

Trib. civ. de Nantes, 7 mai 1900. *Appareils prothétiques. Qui doit les payer ?*

Trib. civ. de St-Brieuc, 29 mars 1900. *Incapacité temporaire partielle.*

Trib. civ. de Doullens, 6 avril 1900. *Honoraires du chirurgien.*

Trib. civ. d'Alais, 8 février 1900. *Coût du certificat quand le blessé choisit lui-même son médecin.*

Trib. civ. de Narbonne, 6 juin 1900. *Recouvrement des honoraires.*

Trib. civ. de Vannes, 9 août 1900. *Refus par le blessé de se soumettre à une seconde opération.*

Trib. civ. de Chambéry, 11 janv. 1900. *Opération du trépan entraîne incapacité permanente partielle.*

Trib. civ. de Nancy, 2 juillet 1900. *Rupture de l'urètre. Incapacité permanente partielle.*

Justice de paix de Villejuif, 26 sept. 1899. *Insolation.*

Just. de paix de Paris, xviie arr., 19 sept. 1900. *Coup de fouet.*

Just. de paix de Paris, xviie arr., 22 août 1900. *Durillons forcés.*

Just. de paix du Hàvre, 21 nov. 1899. *Frais d'hospitalisation.*

Just. de paix de Cerisay, 27 mars 1900. *Honoraires pour opérations chirurgicales faites à des hospitalisés.*

Trib. simple police de Troyes, 23 mars 1900. *Certificat tardif.*

Justice de paix de Paris xix⁰ arr., 7 février 1900. *Certificat tardif. Panaris.*

Just. de paix de Grenoble, 10 janv. 1900. *Traitement électrothérapique.*

Just. de paix de Paris, 15 oct. 1900. *Traitement électrothérapique.*

Just. de paix de Courbevoie, 8 mai 1900. *Soins dentaires.*

Just. de paix du Mans, 4 mai 1900. *Albuminurie.*

Just. de paix de Montluçon, 23 mars 1900. *Consolidation de la blessure.*

Just. de paix de Sotteville-lès-Rouen, 26 janv. 1900. *Varices.*

Just. de paix de Lille (*Echo médical du Nord*, 1900, n° 50). *Lumbago.*

MARESTAING. — Définition des accidents du travail dans les différents pays.

MOUZIN-LIZYS. — Responsabilité médicale. *Thèse*, Paris, 1899.

MOYE. — Les expertises médicales devant les tribunaux civils, 1899.

N

NATTAN-LARRIER. — Les médecins et la loi du 9 avril 1898. In *Presse médicale*, 1900, n° 55, S. II.

NOCARD. — Cité par MÉGNIN. In *Eleveur*, 1900, n° 822, p. 472.

NOIR. — Les certificats délivrés pour constater les accidents du travail. In *Bulletin off. de l'Union des syndicats médicaux de France*, 1899, n° 14, p. 161.

— Interprétation de l'art. 4 de la loi sur les accidents du travail relatif à l'application du tarif de l'Assistance médicale gratuite. In *Bulletin off. de l'Union des Syndicats médicaux de France*, 1900, n° 24, p. 288.

NORWÈGE. — Loi du 23 juillet 1894 sur l'assurance des ouvriers de fabrique contre les accidents. In *Annuaire de législation étrangére*.1895, p. 738.

P

PERIGNON. — Le Syndicat des médecins de Sedan et les Compagnies d'assurances contre les accidents. In *Bull. off. de l'Union des Syndicats médicaux de France*, 1900. n° 14, p. 164.

PICQUÉ. — Complications en matières d'accident. Société de médecine légale. Séance du 14 février 1898.

R

REILLE. — Hygiène Industrielle. In *Annales d'hygiène publique et de médecine légale*, 1901, n° 1, p. 83.

ROCHER. — La loi sur les accidents du travail et la médecine dans les régions frontières. In *Concours Médical*, 1899, n° 35. p. 418.

ROQUES. — La médecine des accidents et les hôpitaux des corporations industrielles en Allemagne. *Thèse*. Paris. 1901.

S

SACHET. — Traité théorique et pratique de la législation sur les accidents du travail, 1900.

SALOMON. — Rapport au 1er Congrès international de médecine professionnelle et de Déontologie médicale. In *Bulletin off. de l'Union des Syndicats médicaux de France*. 1900. n° 19, p. 221.

Semaine médicale. — Certificat de complaisance. 1896, *supp.* du 17 juin; 1899, *annexe*, p. 86. — 1900, n° du 10 oct. Dans l'appréciation de la durée d'une lésion résultant d'un accident du travail, faut-il tenir compte de l'état de santé antérieur de la victime ?

Serre. — Les accidents du travail. Commentaire de la loi du 9 avril 1898.

Simon. — La loi du 9 avril 1898 sur les accidents du travail et les médecins. In *Concours Médical*, 1900. n° 3, p. 32.

Société de médecine interne de Berlin. — Séance du 25 février 1901. Les intoxications professionnelles par des substances réduisant l'hémoglobine. In *Indépendance médicale*, 1901, n° 11, p. 86.

Société de médecine légale de France. — Séance du 14 janvier 1901. Dans une expertise médico-légale ordonnée par le tribunal la partie défenderesse a-t-elle le droit d'exiger la présence aux opérations de l'expertise d'un médecin délégué par elle ?
Séance du 14 février 1898. Complications en matière d'accidents.

Suisse. — Loi du 5 oct. 1899 sur l'assurance obligatoire contre la maladie et les accidents. In *Bulletin de l'Office du travail*, 1899, p. 1100.

T

Tarif d'honoraires proposé par l'association des *Médecins de la Gironde* aux Compagnies ou Sociétés d'assurances contre les accidents. In *Bulletin off. de l'Union des Syndicats médicaux de France*, 1899, n° 16, p. 188.

Tarif d'assistance chirurgicale adopté par la Société le *Concours Médical*. v. *Conc. Méd.*, 1899, n° 29 et 1900, n° 17, p. 195.

Tardieu. — Etude médico-légale sur les blessures, 1879.

Tillaux. — *Traité de chirurgie clinique*, 1894, t. i, p. 57, 193, 682.

V

Vassart et Nouviox-Jacquet. — La loi du 9 avril 1898 sur les accidents industriels, 1899.

Verneuil. — Etats constitutionnels et traumatismes. *Mémoires de chirurgie*, t. iii, Paris, 1883.

Vibert. — *Précis de médecine légale*. 1900, p. 321 et suiv.
— *Étude médico-légale sur les blessures produites par les accidents de chemin de fer*, 1888.

Vidal. — Les certificats médico-légaux usuels, 1901.

Vienne. — Etude sur les blessures simulées dans les centres industriels. *Thèse*, Paris, 1892.

Vignard. — Fracture du crâne. Ostéite suppurée. Hémiplégie complète avec aphasie *plus de trois ans* après le traumatisme. In *Gazette Médicale de Nantes*, 1899, n° 14, p. 107.

Villemin. — Traumatismes, infections et diathèse, 1901.

TABLE DES MATIÈRES

IMPRIMERIE F. DEVERDUN, BUZANÇAIS (INDRE)